いのちの仕組み

石原克己

病むことも
生きること。

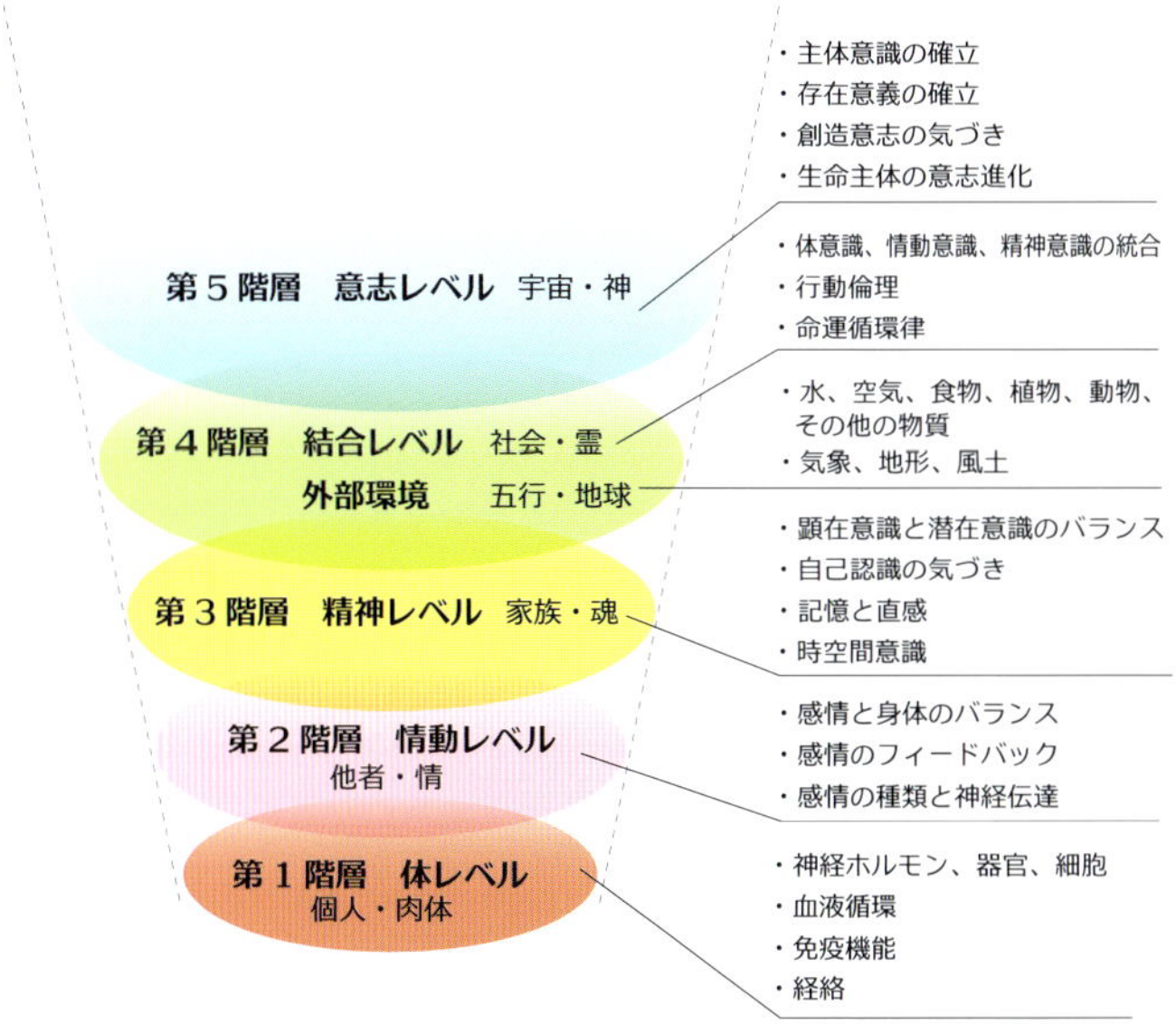

［人体場を五階層に分けたときの概念図］

（※本文 77 ページを参照）

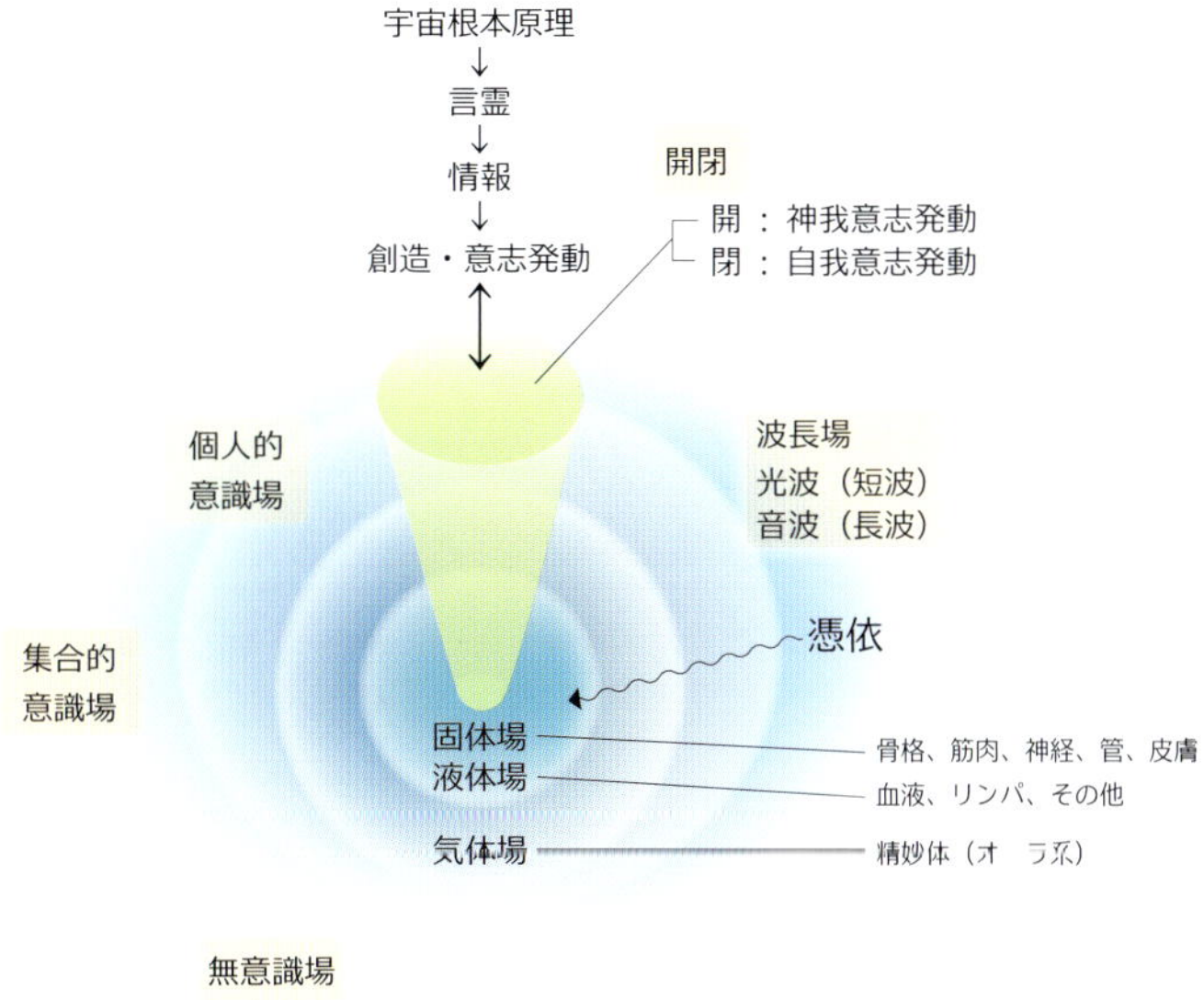

［人体場の概念図］

（※本文 72 ページを参照）

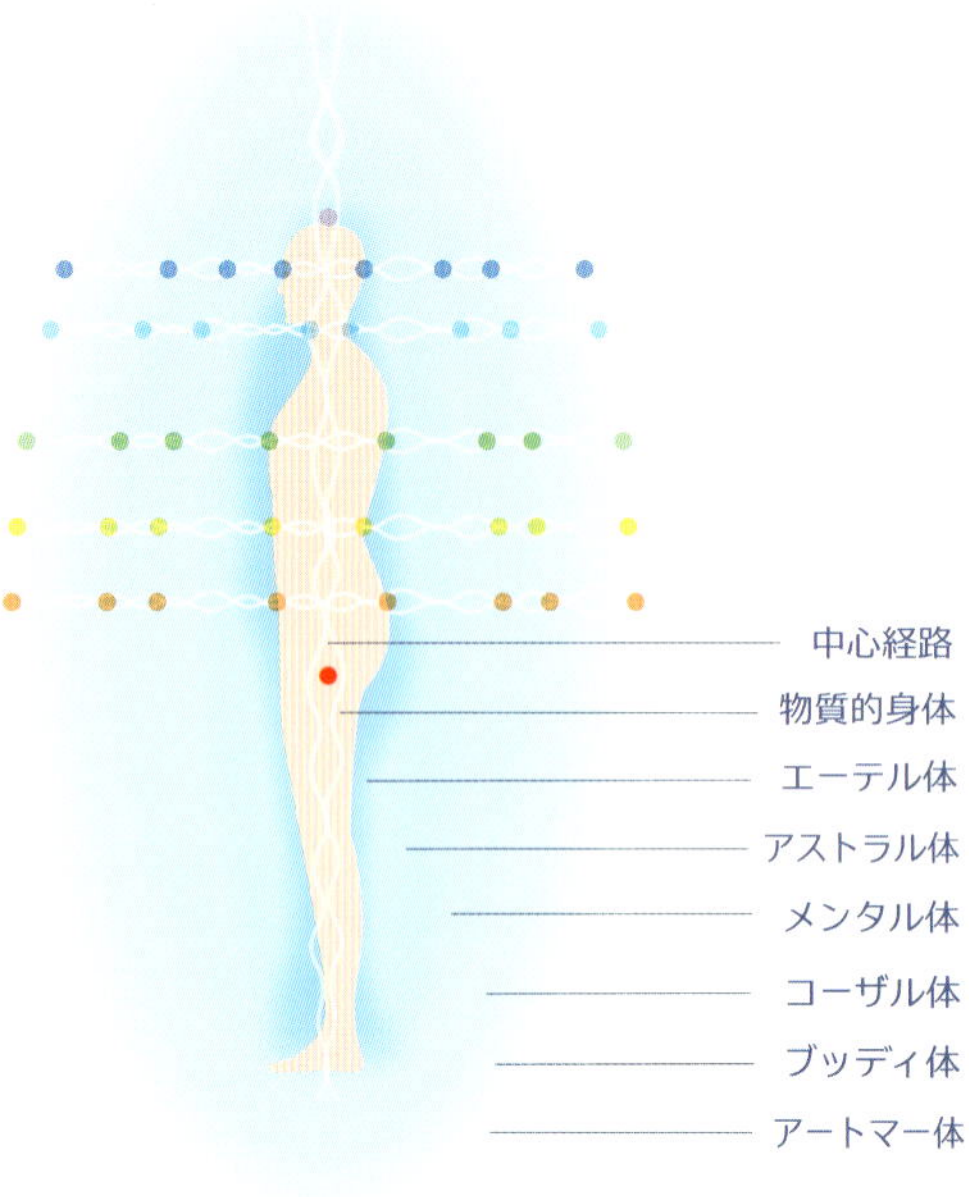

[気体場の詳細概念図（神智学の知見から）]

（※本文 69 ページ参照）

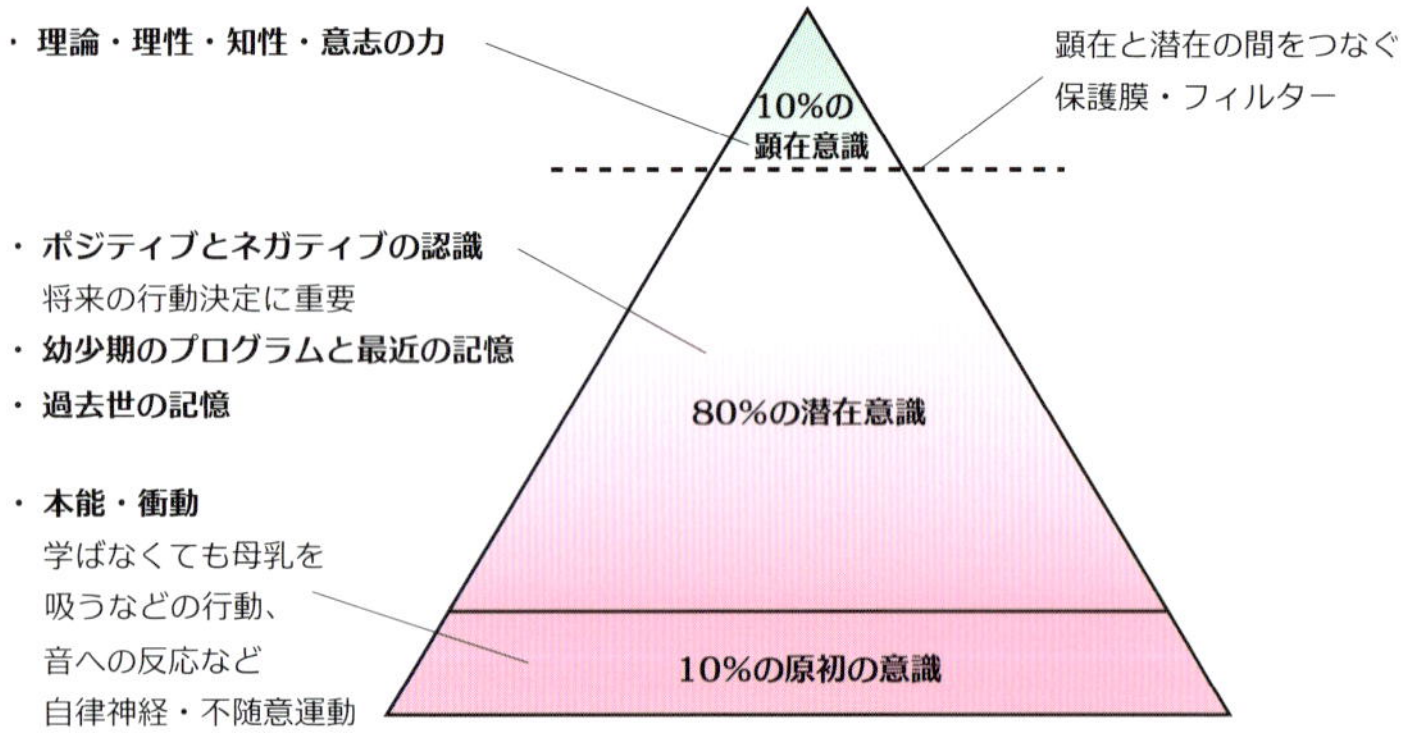

[顕在意識と潜在意識の関係]

（※本文 164 ページ参照）

図／河合寛

はじめに〜治療家として伝えたい「いちばん大切なこと」

長いことひとつの仕事をやり続けてくると、多少なりともその分野には通ずるようになりますから、世の中の人はその道の専門家や先生と呼んでくれるようになります。私も治療家となって四十四年になりました。治療家としては長くやってきた部類でしょうから、そう呼ばれることが多くなってきましたが、一方で、こんなことも思っています。

「自分は長く治療家という仕事を自分なりには真摯にやってきたけれども、この治療という仕事を通じて本当にわかったことは何だろうか？　何に通じたといえるのだろうか？」

自省をこめてとりわけ思うことは、この治療家人生を通じて得た「いちばん大切なこと」を、世の中の人にちゃんと伝えてきただろうか、ということです。

見立てや施術が的確になった。喜んでくれる人が増えた……こうしたことは確かにあるのかもしれませんが、しかし、これは、治療家としてごく普通に精進を重ねていれば自ずとついてくることです。

本当に伝えなくてはいけないことは他にある。そのことはある意味、とてもシンプルなことで、つづめて言葉にすれば、たった一言で済むようなことでもある。ただ、その一言で済むようなことだからこそ、わかってもらえるかどうか――。

そう思って胸の中に温めてきたことを、やはりきちんとみなさんにお話をしておこう、それが自分の治療家としての務めであり、これから自分が歩んでいく道の最初の道標になるのではないだろうか……そんな気持ちの落ち着きどころがやってきたちょうどその機に、今回の本のお話が重なり、逡巡していた気持ちが前向きに変わりました。

いま治療家として四十四年を経たとお話ししましたが、その間に治療という場を通してお会いした方々は、治療家の私にとっては学びを与えてくれた「先生」とも呼べる存在です。いま私がこうしてみなさんに何かをお伝えできるのは、こうした数多くの「先生」のおかげなのです。

実際の治療の場では、相談に来られた方とともにその経過を素直に喜ぶことができたこともあれば、思ったような結果に結びつかなかったこともあります。そうしたことすべてを含めて私にとっては学びであったのですが、そのすべての経験の場において、いつも私の胸に響いていた言葉は「病いとは何だろうか」「人はなぜ病むのか」という、学生時代にすでにやってきていた、病いというものに対する根源的な問いだったように思います。病いとその原因の因果関係は、いまの常識的な医療観や治療観ではすべてをとらえきれないのではないか、という直観的ともいえる確信がどこかにあったのだと思います。

伝統医療の世界と出会った学生の頃の思い出はあとでも触れますが、この問いを自問自答しながら、治療という現場に立ち会ってくると、その問いから必然的に導き出される問いと向き合わざるを得ないことになります。

それは「私がなすべき治療とはどのようなものか」という問いです。「なぜ病むのか」をどう考えるかによって、当然「治療のあり方」も変わってきます。

とりわけ私のように、日本と中国で古くから培われてきた伝統医療の世界に軸足を置いている治療院へは、いまの日本の医療の代名詞でもある現代西洋医療の専門家から「もう治りません」と宣告されたような方も来院されます。「なんとかなりませんか」という切実な声は同じでも、病いの原因と状態は一人ひとり違いますから、自ずと「なすべき治療は何か」という問いと日々向き合うことになるのです。

こうした「治療のむずかしい」方々が私のところに相談に来るといったいどうなるのか？というと現代西洋医療しか信じないという方には〝奇跡〟としか思われないようなことも、決して珍しい確率ではなく起こります。その事実に私自身が教えられ、深い示唆をもらってきたと感じています。もちろん、だれにもできないような特別な治療を私が施した、ということではありません。伝統治療の範囲内で改善されることもあれば、現代の言い方ではヒーリング、エネルギー治療などと呼ばれるような目に見えない力の調整技法や心へのアプローチなど、治療法はさまざまです。

これはいったいどういうことなのだろうか？

なぜ、現代西洋医療から見放されたような方々の中に、こうして〝奇跡的〟な回復を見せたり、治るまでには至らなくてもたとえば余命宣告された時間よりもはるかに長い時間を平穏に過ごすことができるような人が現れるのか？

この問いを現場の治療者として関わりながら、考えてきたのが私の治療家としての道のりであったともいえますが、事実は幾多の理論よりも確かなことですから、私自身はいまこう考えています。

「そういうことが起こるのは実は奇跡でもなんでもなく、ごくあたりまえのことなのかもしれない」

日本に西洋医療が大々的に紹介された明治期、日本の先生はイギリスやオランダ、ドイツといったヨーロッパの国々でした。しかし、本書の第2章でも触れるように、日本の先生であったこうした国々の医療がすでに変化し始めています。さまざまな療法に一つの基準から優劣をつけるのではなく、それぞれの良さを活かしていく方向へと舵を切っていることが各国の事情からうかがえます。

こうした西欧の医療事情に照らし合わせてみると、そろそろ現代の日本で常識とされている医療の常識を見直す時期にきているように思えます。もちろん、見直すといっても、医療を受けるみなさんの常識が変わらなければ始まりません。ですから、本書との出会いを一つのきっかけとして、西洋医学にもとづいた医療がこの世界で唯一の医療であり、その医療が認める治療法だけが正しい治療法であるというような、現代日本の医療観、治療観について、みなさんご自身で考えていただきたいという気持ちを私は強くもっているのです。

ただ、この本の中で私がいちばん伝えたいと思っている「いちばん大切なこと」とは、そのことではありません。

それは、私がとくに声高にいうまでもなく、みなさんの周囲にも、ご自身の中でも、絶え間なく不断に起きているごくごくあたりまえの事実であり、すべての病いの原因とも、すべての治療の根本にあることともいえる、言葉にしてしまえば、たった一言で終わってしまうような簡単なことです。逆にいえば、あたりまえすぎるがゆえに、見えなくなっていること、ともいえるかもしれません。

これまでにも、そしていまも、医療や治療に携わる世界中の優れた方々が、語り続けていることでもありますが、それを私の言い方で表すなら、こうなるのではないかと思って、この本の題名ともさせていただいたのです。

それが「いのちの仕組み」です。

考えてみれば、私たちがいまこうして地球という星の元に生まれ、存在し続けているというのも不思議なことではないでしょうか。

そこには何か、宇宙のはじまりからあらゆるものを存在させてきた力があるように私には感じられます。宇宙をつくり、地球を生み出し、地球の中で働いて私たち人間という生物を存在させた、いわばこの宇宙のすべての存在の母なる力であり、人が病いになり、治癒するということの根本を司る力。どんなに人の科学技術や医療の技術が進んでも、その根本を変えることは決してできない力であり、日本の古代の人たちが神と呼んできた力ともいえるもの。その力は、いまこの世界に生きている私たちから見れば「いのちを生み出す源泉」そのものといえます。

ですから、私はそこに「いのちの仕組み」という名前をつけてみたいと考えたのです。

そのような「いのちの仕組み」というものがこの世界の根底にあって、私たちが生きているこの世界、宇宙のすべてに働いている。宇宙の中に生まれた私たちのカラダも、その働きによっていのちを得ているのだけれども、何らかの理由でその「いのちの仕組み」が活き活きと働かない状態になったとき、病いという状態が生まれる。しかし、そんなとき、本来ある「いのちの仕組み」が活き活きと働くような、適切な手立て（私の立場からはそれが治療ということです）が講じられたとき、病いへというプロセスは、治癒へというプロセスへ転じていく……このような「いのちの仕組み」の働きが、真の意味で納得される（腑に落ちる）とき、別の言い方をすれば、病いが決して自分の敵ではなく、自分のあり方の一つの形なのだということを心底から理解したとき、実は、病いと治癒の関係に根本的な変化が起こり、それが、先に触れたような〝奇跡的な〟治癒や、充実した人生の最後のときにつながっていく、ということなのだろうとも思います。

この不思議な「いのちの仕組み」という力とはいったいどのようなものなのか？

「いのちの仕組み」は私たちのすべてを包み込んでいる大きな、宇宙を成り立たせている法則とも呼べることですから、「こういうものですよ」と手の平の上に載せて示すことはできないのですが、小さなアリが巨大な象のカラダを一生懸命理解しようとするように、病いや治癒のプロセスの中に垣間見える「いのちの仕組み」の〝現れ〟を、さまざまな角度から拾い上げ、考察していくことで、「いのちの仕組み」をより活き活きと働かせるための道筋が見えてくるのではないかと思います。

そのことをこれからこの本を通じて、私はみなさんと一緒に考えてみたいのです。「いのちの仕組み」を知ることが、病いということ、治療ということ、そして私たちがこの世界で「よく生きる」ということとどのように関係してくるのか。その理解につながる私の経験を可能な限りみなさんにお伝えしていきたいと思います。

【目次】

第2章 鳥の目で医学を見れば

〜伝統医学と西洋医学の成り立ちと相違〜 48

いのちの仕組み

病むことも
生きること。

第1章

人は小さな宇宙

～日常の中にあるいのちの仕組み～

私たちはどこから来たのか？

「宇宙と私たちはつながりあっている。
そのことをじっくり味わってみることから
始めましょう。」

宇宙のすべてのものは、まるでひとつのものであるかのようにつながりあっていて、そのさまざまな部分は、われわれ人間の臓器や器官のように、たがいに依存しあっている。……いのちは機械論や要素還元主義の限界をこえている。従来の生物学・化学・物理学のことばでは、いのちを説明しきることはできない。ある決定的な要因に気づいていないからだ。それは生命場という、宇宙の創造的な力のことである。

——『いのちの輝き』（ロバート・C・フルフォード／翔泳社）より

いま読んでいただいた一節は、アメリカのオステオパシーの専門医、フルフォード博士（一九九七年に他界）の著書からお借りしたものです。この本は日本でも二十年以上読み継がれてきたロングセラーですから、お読みになった方も多いかと思いますが、フルフォード博士は伝統医療にも通じた治療家であり、この本に序を寄せているアメリカ人の医学博士、アンドルー・ワイルさんが師と尊敬する医師であったと聞いています。ワイル博士は、みなさんもご存知のように、自然治癒力を活かした治療法や健康法をさまざま紹介して日本でもよく知られている方です。

「いのちの仕組みをどう説明したらいいだろうか？」と考えていたある日、宇宙のすべてのものは、まるでひとつのものであるかのようにつながりあっている――この端的で曇りのない一文が私の目に留まったときに、これはぜひ本書の中でみなさんにも紹介したいと思ったのです。冒頭の一節の中でフルフォード博士ははっきりと、「従来の生物学・化学・物理学のことばでは、いのちを説明しきることはできない」と書かれていますが、アメリカも長い間、〝医学といえば西洋医学〟という考えが主流だった国ですから、博士の考えが認められるまでには相当な困難があったのではないかと私は推察します。日本版の「訳者あとがき」にも、博士は「アメリカでは長く〈異端の医師〉と呼ばれて久しかった」とあります。

医療というのは社会に根づき育つものですから、社会の考え方が変わらないと新しい医療観というのも広がっていきません。アメリカの場合は、フルフォード博士がまだ現役の医師であったときに、社会の思潮に徐々に変化が起き、この本を同博士が著す頃には「異端の医師の見解こそが〈医学思想の本流〉であるとする立場」に変わり、「国民の大多数が、かつては白眼視していたオステオパシーをはじめとする代替療法に熱い期待を抱くようになっていた」（「訳者あとがき」から抜粋）とのことですから、時代の流れが博士の考えに追いついたのだということがわかります。

時代は変わりつつある。そして、経験豊富な治療家の世界観は、洋の東西を問わず一つの方向に定まってくる――そう語りかけてくるような、優れた先輩治療家の言葉に触れて私も心強く思っているのですが、実際、不調を訴える多くの人のカラダとごく素直に接していれば、たとえば自然治癒力という言葉で表現されるような、カラダにあらかじめ備わっている自律的な仕組み（私はそれをいのちの仕組みと呼びます）について気がつかない医師や治療家はおそらくいないのではないかと思います。

もし気がつかないとすれば、間違って曇った眼鏡をかけてしまったか、何か別のことに気をとられてしまっているか等々、きっと理由があるはずです。ところが、実は治療を受ける方にも同じ事情（誤解）があるために、お互いにどこがおかしいのか、なかなか気がつくところまでいかない、という状況が日本では長く続いてきたのです。しかし、気がついてしまえば、病いとはこういうもの、治療とはこういうもの、医療とはこういうものと、いまだに多くの方がふだん何気なく思っている現代日本の常識は、はたして常識としてよいことなのかどうか……医療費が膨らみすぎて国の財政まで危うくなっている現状を見るだけで疑問が湧いてきます。

安価に医療が受けられる仕組みができて、病院も整備され、健康によいことをうたう食品やサプリメントの種類も目移りがするほどたくさんあるにもかかわらず、不調を訴える人はいっこうに減らないのです。病いと治療に関して、現代日本で常識とされる考え方のどこかに、きっと不自然なことがあるに違いない——そう考えるのがむしろ自然なことではないでしょうか。不自然なことがあるとするなら、それはどのようなことで、なぜそうなったのか。そんなことも本書の中で少しずつお話ししていきたいと思います。

私が本書を通じてみなさんに伝えたいと思った「いのちの仕組み」。その出発点はまず、フルフォード博士も語ったこと、「宇宙と人間はひとつにつながりあっている」というこの短い一文を味わってみることにあるのかもしれません。

試みに、私たちがいまあることの原点までさかのぼってみます。約一三八億年前といわれる宇宙のはじまりにできた超ヒモから素粒子が、素粒子から原子が生まれ、原子が結びついて分子になり、分子がさらにさまざまな形で結びついて物質が誕生し、やがて地球という星が生まれ、この星の中でいのちある生き物が誕生し、人間が生まれた……現代の宇宙物理学や進化学はこう語りますが、込み入った数式を知らない私たちにもわかることが少なくとも一つあります。それは、宇宙というのは、その誕生から、たえずバランスをとりながら、脈々と変化、運動してきた、という事実です。その変化、運動は一度も止まったことがない。つまり、ある秩序を緩やかに保ちながら、変化し続け、運動し続けるもの、それが宇宙の仕組みなのです。

いのちの仕組みはそのような宇宙の仕組みの中に生まれた相似的な仕組みですから、私たちの星である地球にも、地球の外側に広がる宇宙と同じように、運動しながら緩やかな秩序を保つ仕組みが働いていて、その働きによってさまざまな現象が生まれていると考えることができます。

たとえば、大気中の電気的なプラスとマイナスのバランスが崩れ、空と地表との電位差が大きくなると、雷が発生してその電位差を解消する方向へ運動が起こります。大地の中と外のバランスが崩れれば、地震という運動が起きます。気圧の変動が天候を左右することはみなさんもご存知の通りですが、気圧差が大きくなれば竜巻という現象になります。

雷や竜巻や地震のような、自然の運動によって生まれる現象は大きなエネルギーを持っていますから、人間にとっては脅威です。私たちの視点からは、できるなら起きてほしくない自然の変化であり運動でもあるわけですが、地球の星の調和という大きな視点、大局から俯瞰してみれば、変化し続ける地球の環境の秩序を維持するために、自然界があえて起こしている現象ともいえます。つまり、地球の環境がある一定の秩序を保ち続けるために、いい状態を取り戻すために、不可欠の運動が雷であり竜巻であり地震なのです。

このような地球の自然の働きの中には、もちろん私たち人間のカラダも含まれています。地球は宇宙の中に生まれ、私たち人間は地球の中に生まれたのです。人のカラダが小宇宙と呼ばれる由縁です。

こうして順を追って考えてくると、遠いものだと思っていた宇宙の中で起こるさまざまな出来事がだんだん身近なことに思えてくるのではないでしょうか。

新鮮になったその目をカラダに向ければ、私たちの〝内なる宇宙〟の働きもこれまでとは違って見えてくるはずです。カラダにおける病いは、地球における雷や台風のような自然現象と同じなのかもしれない——そんな考えもごく自然に湧いてくるかもしれません。

このお話の最初に紹介したフルフォード博士の言葉――「生命場という、宇宙の創造的な力」のことを、日本の医療界が深い納得を持って語る日はもう少し先のことでしょう。専門家は専門家であるがゆえに限界を持ってしまうこともあります。

立場や専門の枠にとらわれない自由さと寛大さは、〝新しい世界〟を旅するときには大きな道標になります。治療家である私もつねに自分を新たにしながら、いのちの仕組みをみなさんと一緒に学んでいきたいと思っているのです。

「自然の本能」は野生の中の治療家

「食べることにも、
食べないことにも意味がある。
草を食べてカラダの不調を
自分で治した
我が家の犬が教えてくれたこと。」

自然の本能というものがどういうものか知りたかったら、野生動物を見るのがいちばん――私にこう教えてくれたのは、昔、我が家にいた犬です。

小学校三年生の頃の思い出ですから六十年以上前のことになりますが、その頃の犬の食事といえば、いまと違って、ご飯に味噌汁をかけるぐらいの簡単なもので済ませている家がほとんどだったのではないかと思います。もちろん我が家も同じです。もとをたどれば犬はオオカミから別れた種ですから本来は肉食の動物です。米は犬のカラダの体質には合わない食事ではあるのですが、当時、市販のドッグフードなどを与えている家はむしろ珍しかったのではないでしょうか。

それでも、食べなれているかどうかは犬にも人間にも大事なことで、食べなれないものが合わないとすぐカラダは反応してきます。思い出すと、ある時たまたま、いつものご飯と味噌汁とは違う、少し脂っこいものをあげたことがあったのだと思います。それを食べたあと、どうも食欲がない……ところが、心配しながら散歩に連れていくと、途中の道端の、草がたくさん生えているところに来ると、草を食べるのです。ふつうの食べ物は口にしないのに、草は食べる。翌日も散歩に行くと同じように草を食べる。そして、二、三日すると、だんだん元気を取り戻してきました。

治療らしいことはとくに何もしてはいないのに、草を食べて勝手に体調を回復させた我が家の犬の姿を見て、私も子どもごころに気がついたのです。「これが自然の本能なんだなあ」と。犬や猫を飼った経験のある方は思い当たると思いますが、動物が草を食べることは、最近の言葉を借りるなら、デトックスの一種です。我が家の犬も草を食べることで胃の中に滞っていた脂っこいものを外に出し、胃を掃除していたのだろうと思います。

そんなことがきっかけとなって、野生の動物の暮らし方に興味を持って観察するようになってわかったのですが、野生の動物というのは、具合の悪いときにはじーっとしています。何も食べず静かにしている。食べないと元気にならないのでは?と思う方も多いと思いますが、食べると必ず消化というカラダの働きが必要になります。カラダを動かすにはエネルギーが必要ですから、当然、消化するためにもエネルギーが必要になります。それもかなり大きなエネルギーを必要とするのです。その分、カラダにも大きな負担がかかりますから、その仕組みを本能として理解している野生動物は具合の悪いときには食べずに、まず弱ったカラダを休めることを優先しているのです。

そして、少し動けるようになるとはじめて水分をとります。とるのは水分だけです。とったらまたしばらくじーっとしている。そういうことを繰り返しながら、カラダに活力が徐々に戻ってくるのを待つ——それが自然から与えられた本能に忠実に生きている野生動物の〝生きる知恵〟でもある、ということを私は我が家の犬を通して教えてもらったと思っています。

治療の現場に長く携わっていると、「食べることに意味がある」のと同じように、「食べないことにも意味がある」ということがわかってきます。食べることが必要なときもあれば、食べないほうがいいときもあるのです。断食（ファスティング）には、カラダの中の毒素を外に出す、食べすぎの習慣をリセットするなど、効用がいくつもあるので私もすすめていますが、いってみれば「食べないことにも意味がある」ことを自身のカラダを通して知る一つの方法かな、と思います。

野生動物のチーターなどは、お腹が空いていればいるほど、スピーディーになると聞きます。同じように、満腹の状態より空腹のときのほうがカラダは動きやすくなることはみなさんも経験があるのでないでしょうか。これはどういうことかというと、空腹によって生命力が爆発的に出てくるからです。植物も同じです。春の気候は寒暖の差の大きいことも特徴ですが、春に芽が出る植物は、この寒暖の差によって生命力が引き出され、鍛えられる。可愛いからといって、冷たい風にあたらないように守ってあげれば、確かに、すくすくとは育ちますが、困るのは成長してから……というのは、人も植物も同じです。

私たちが動物や植物と一緒に暮らす意味は、自然からもらった本能とはどういうものか、いのちの仕組みがそこにどんなふうに働いているかを日常の中で教えてもらう、そんなところにもあるのではないでしょうか?。

子どもはカラダで語る

「外で元気に遊ぶ子どもは
寝返りもよくします。
理由がちゃんとあるのです。」

小さな子どもがすやすや眠っている姿を見るとだれでもこころが和むものです。よく眠っているのは心配事がない証拠——明日のこと、先々のことをあれこれ思い悩んで眠れない夜を過ごすこともある大人の私たちからすれば羨ましくも思える姿です。

そう思いながら、こういう子どもの寝姿をよく観察していると、こんなことにも気がつきます。それは、「子どもというのはよく寝返りをうつ」という事実です。お年を召した方の寝姿とくらべていただくとよくわかるのですが、高齢になるほど夜は静かに眠っている方が増えてくるのです。ということは、子どもには寝返りをよくする理由があって、それは若さと何か関係があるのかもしれない――。

そう考えてさらによく観察してみると、子どもの中でもとくに活発で、外で元気に遊ぶ子どもほど、夜しきりに寝返りを打つのです。私の子ども（娘二人と息子一人）も小さい頃そうでした。日中カラダをよく動かして遊んだ日の夜は眠りも深かったのですが、寝返りもよくしていました。

これはどういうことなのか？――というと、みなさんにはもうおわかりだと思いますが、寝返りというのは、昼に元気に動いて使った筋肉系のバランスを調和させるために、カラダの知性が勝手にやっている調整作用なのです。昼に活発に動いて活性化した筋肉の状態を、夜に寝返りを打ちながら歪みをとり落ち着かせていく。だから、翌日になれば、子どもはケロっとして、外を走り回ることができるのです。対照的に高齢の方は昼にそんなに活発な活動はしませんから、筋肉の歪みも小さい。その分、夜は静かに眠ることができるというわけです。

どちらが良い悪いではなく、これがカラダに備わっている自然治癒力の現れです。そうやって、筋肉系のバランスを回復するためには寝返りをしたり、お腹が弱れば食欲が自然になくなったりして、カラダは勝手に立て直しをやっているということなのですが、寝返りはともかく、子どもの食欲がないとなると、親は過剰に心配しがちです。

でも、食欲がないことにはちゃんと理由があって、たとえば、前夜の夜食が影響してのことなのかもしれません。夜に不自然に食べる、食べ過ぎる。そのことが胃を疲れさせてしまった。それでカラダとしては疲れている胃の立て直しの作業、つまり食欲を落とすということをやる。食欲がなくなるというのは、「胃が疲れているから食べるのを控えようよ」という、カラダから私たちへのメッセージの一つなのです。そういうメッセージを頭の理解ではなくて、「腑に落ちる」ように受け取ることがよくいわれる「カラダの声を聞く」ということ、ひいてはいのちの仕組みを知るということです

そういうカラダの声をしっかりと受け止めると、朝に食べないのが自然で、それを無理やりに食べさせることの方がむしろおかしいということになる。こういう経験をすることで、夜に満腹になるまで食べる、深夜遅くに食べるといった習慣をやめることを学ぶことにもなるわけです。

自然治癒力というういのちの仕組みが私たちにいつも働いているということ、そのおかげで私たちが本当に生かされているという安心感があれば、食欲がない、あるいは熱が出たといったときにも、目を向けるところが自然に変わってきます。「いったいカラダがどういう理由から熱を出したり食欲をなくすような働きをしているのか。どこに問題があって、そういう働きが起こっているのか」というように、その起こっている前のことに意識が向くようになるのです。

ところが——これが親ごころのむずかしさでもあるのですが——こういうときにいちばんやってはいけないことをやってしまうのも私たち大人です。起こっている症状を大事に考えすぎて、急いで、元の状態に戻そうとしてしまったこと、みなさんにも心当たりがあるのではないでしょうか。食欲がないのに無理やり食べさせようとする、熱を下げようとすぐに薬を飲ませる……しかし、これがいちばんよくないのです。カラダが必要に応じて発動させている自然治癒力を、無理に封じ込めてしまうわけですから。

こういうケースもあります。食べすぎや風邪など原因がはっきりしている場合とは違い、とりたてて思い当たるような無理もしていないのに、何度も風邪をひいたり、しょっちゅうお腹を壊したりする。なんだかおかしいなあ……と思ったら、こういうふうにも考えてみてください。「もしかしたら、子どもがわたし（お母さん）にコミュニケーションを求めているのかもしれない……」と。子どもがお母さんに、もっと自分のほうを向いてほしいという気持ちから出しているメッセージがカラダの不調になっている場合が結構あるのです。

これも、実はカラダに備わっている自然治癒力の一つです。治癒のきっかけになるのはもちろん、「お母さんに気づいてもらうこと」。気がついてしまえば簡単なことですが、問われているのは、お母さん自身の力——自然治癒力が発しているメッセージを受け取る力です。カラダに自然治癒力があるからといってただカラダ任せにしていればいい、というわけではなく、その治癒力を活かすのは人の力、家族の力でもある、ということだと思います。

いのちに宿る知性のおかげで

「たとえば、私たちの知らないところで
ウイルスや細菌に対抗する
働きをしてくれているDNAの働き。
自殺願望のある人がその話を聞いて
ハッと気づいてくれることもあります。」

生物のカラダの中には遺伝子というものがあっていのちをつなぐためのいろいろな働きをしている――こんな科学の仮説がはじめて世に出てきたのは、いまから百六十年ぐらい前のことです。一八六五年に発表されたメンデルの法則がその最初のものだといわれているようですが、その仮説がその後検証されて、いまでは科学の研究者ではない私たちも知っている常識の一つになりました。

常識になったといっても、ＤＮＡの具体的な働きを知るとやはり驚きの気持ちが湧いてきます。遺伝子というのはＤＮＡ（デオキシリボ核酸）という物質でできていて、構造は二重らせんの鎖状になっていることはよく知られていることですが、そういう物質の鎖が、私たちがいちいち「こうしろああしろ」と命令を下さなくても、勝手に私たちのいのちを守るために行動を起こしてくれているのです。

私たちが生まれるはるか以前の、生物誕生のときから存在している遺伝子には、過去に遭遇したウイルスや細菌の情報がちゃんと入っていて、その対応策も自ずととれるような能力が宿っているのです。私はこれをＤＮＡの知性と考えているのですが、たとえば、それまで経験したことのない新しいウイルスや細菌がカラダの中に入ってきたときには、ＤＮＡの知性は新たな対応策をとるべく行動を起こします。四つのアミノ酸でできている鎖を切ってつなぎ直しをすることで新しい構造をつくりだし、新しいウイルスや細菌に対抗する処置をとってくれるのです。

これを適応力といっても、自然治癒力といってもいいと思うのですが、こういうことを知ると、「やっぱり、人間のいのちというのはすごいものなんだなあ」

と思います。勝手にいのちの側が私たちの生命を守ることをやってくれているのですから。

こういういのちの仕組みの話を私のところへ来院される方にお話しすると、深く感じてくださる方もいます。中には「この方は自殺願望を持っているな」と察しがつく人もいますから、「あなただって生かされているんだよ!」といって、いまお話ししたＤＮＡの働きを具体的に説明することもあります。自殺のことをどうしても想ってしまうような人の多くは、いま生きているのが辛いと感じている人ではないでしょうか。辛い、辛いと想っているうちに生きていることが厭わしくなってくるということは確かにあることでしょう。けれども、別の面から観ると、こういう方は、日々自分が感じる辛さにばかり気をとられているうちに、「自分という人間は大きな宇宙のはたらきである、いのちの仕組みの中で生かされている貴重な存在なんだ」ということが見えなくなっているのかもしれません。

そんなふうにも思って、自殺願望のある方へＤＮＡの話をすると、ハッと立ち止まってくれる方も実際にいるのです。「自分という人間は自分を超えた大きな力のおかげで生かされている」ということが「腹の底からわかった、腑に落ちた」人はそうなります。

もちろん、ＤＮＡの話を聞いてそうなるか、あるいは魂の視点からの話か、何が響くかは人によってさまざまですが、「腑に落ちる」ことはとても大事なことで、これが「頭でわかった、理解した」ということでは「自分が変わる」ところまではいきません。

いのちの話は、頭でわかるのではなく、思考を超えた場所で聞いて、腑に落ちるかどうか。そのことがとても大事なことなのです。

細胞は考えている。皮膚も腸も考えている

「一つひとつの細胞は最初はみな同じなのに、
なぜ、あるものは目になり、
あるものは鼻になり、
脳になり、骨になり、
「あなた」や「わたし」のような個性になるのか？」

たとえば、みなさんが新しく家を建てるとします。せっかくの新築ですから、リビングは天井が高くて広々、お風呂場もゆったり、できるなら芝生のある庭もほしい。もちろん外観のデザインも素敵にしたい……あれもこれもと希望は膨らみます。

その膨らんだ希望を実現するためには、腕のいい職人さんももちろん必要だと思いますが、その前にまず、新しい家の設計図を描いてくれる設計士さんがいな

くては、おそらく事はうまく進まないのではないでしょうか。職人さんそれぞれに考え方ややり方があるでしょうから、ごくふつうに考えれば、やはりまとめ役をしてくれる人を立てたほうがうまくいきそうです。そのまとめ役が完成形をわかっていて、そのための指示ができる人ならなおさら安心です。

では人間のカラダの場合はどうでしょうか？

家とは比べものにならないほど複雑なものですが、人間のカラダというのも、一つの構築物ですから、家づくりと同じように、どこかに職人さんがいたり、まとめ役がいたりするのでしょうか？　受精した卵が胎児となり、赤ちゃんとなってこの世に生まれ、幼児からゆっくりと十数年かけてカラダをつくりあげていく過程で、「だれ」かが指示を出しているのでしょうか？

確かに設計図にあたるものは存在するのです。細胞一つ一つにＤＮＡという設計図（遺伝子）が入っていることはみなさんもよくご存知の通りです。その設計図にもし、「あなたは目になりなさい」「あなたは鼻ですよ」というように細かな指示まで書き込まれているなら、ＤＮＡは建築家や大工さんでいうなら棟梁のようなまとめ役を果たしていると考えてもいいかもしれませんが、どうもそうではないらしいのです。

受精卵は、最初はたった一つの細胞からできています。成長するにつれ、一つだった細胞は何度も何度も分裂を繰り返して増えてゆくのですが、増えた細胞が持っているＤＮＡはどれも受精卵のＤＮＡが複製されたＤＮＡですから同じ設計図といえます。設計図が同じということは、その設計図から何ができるかという、可能性として持っている能力も同じと考えることができます。どんな細胞も最初は、皮膚にもなれるし心臓にもなれるし、生殖器官にもなれる力を持っているということです。

では、同じ能力を持っているのに、なぜある細胞は皮膚になり、あるものは内臓になり、あるものは骨や脳や生殖器官になるのか？――指令する人がいないのにそんな複雑なことが自動的にできてしまうのはあまりに不思議なことだというので、細胞が分裂していくうちにＤＮＡそのものも変化するのではないかと考えられていた時代もあるのですが、半世紀ほど前にその説は科学的な実験によって否定されて、どの細胞が持っているDNAも元は一つであり、受精卵から引き継いだものであるというのが今いわれている定説です。

DNAという設計図に事細かに書かれているわけでもなく、カラダの中の特定の「だれか」が指令を出すわけでもないのに、ある細胞はあなたの目になり、ある細胞はあなたの鼻になる。目や鼻の共通する機能は持ちながらも個性もそこに表現されています。そういうことが、たった一回の偶然として起こるのではなく、受精卵が人間のカラダになる過程では、ごくあたりまえの働きとして起きてくる。これはつまり、細胞一個一個に、いのちの全体性が宿っているということです。このことを思うと私は本当にすごいなあと思うのです。

たとえば、目という器官一つとっても、たくさんの細胞が集まってできているのです。白目の部分、瞳の中心もたくさんの細胞の集まりです。どの細胞も白目になったり瞳の中心になる能力を持っているのですが、ある細胞が瞳の中心の役割を果たすことになったとしたら、その隣の細胞はその隣で果たすべき役割を担い、そしてその隣の細胞も……というように、細胞一個一個が自分の〝意志〟で、役割の中で発揮するべき能力にはスイッチオンし、控えるべき能力はオフにしているから目という一つの全体性を持った器官ができるのです。そのようにしてできた目が脳の神経とつながり連絡網を形成することによって、カラダの中で「視る」という機能を持つ部分としての役割を果たしていきます。もう少し具体的にいうと、目が光をとらえ、目の奥の網膜が感知してその光を電気信号に変換します。この電気信号が脳の視覚野に伝えられ、視覚野は受け取った信号を解読し、イメージに変換。この仕組みによる現象が私たちが視る、視ているということです。こうした、自ずと整えられていく巧みないのちのネットワークがあってはじめて視覚という働きをカラダは獲得していくことになるのです。

これは生物学者の福岡伸一さんの文章を読んで学んだことですが、私がいま、「細胞一個一個が自分の〝意志〟で、役割の中で発揮するべき能力にはスイッチオンし、控えるべき能力はオフにしている」とやや擬人化してお話ししたことは、生物学的な見地からは、「DNAのメチル化」という現象から説明できるようです。DNAを構成している四種類のヌクレオチドという単位物質に小さな化学物質によって細かい目印がつけられていて――これがDNAのメチル化という現象だそうです――この細かい目印の変化によって、遺伝子の読み出しスイッチのオンとオフが切り替わり、たとえば、ある細胞は瞳になり、ある細胞は白目になるのだ、といいます。

非常に説得力ある説明に感銘を受けながらも、なお私が思うことは、こうした生物学の見地からでは説明できないことがやはりあるのだなあということです。

それは私の表現でいえば、細胞の〝意志〟にあたる何かのことですが、メチル化という物質的な目印にせよ何にせよ、この精妙な遺伝子のスイッチは誰がどうやってつけたのか、と考えていくと、こうした物質的な仕組みや変化を引き起こしている別の力の存在をやはり、考えないわけにはいかない。

それを大きくとらえていうなら、いのちの仕組みということになるだろうし、私たちのカラダという場所に限っていうなら、カラダにあらかじめ宿っている「いのちの知性」という表現もできるのではないか——そんなことも思います。

食べるという働きをみると、そのことがとてもよくわかるのではないでしょうか。「お腹がすいたなあ」と感じて何かを口に入れると自然に唾液が出てきます。口で咀嚼された食べものが胃に運ばれれば胃液が出て消化され、栄養素となってカラダの中をめぐります。そのときも、私たちは自分の知的な意志を働かせる必要はありません。「これからビタミンが必要になるからここへ回そう」とか、「アミノ酸はここに回そう」とか、そんなことを一切考えなくても、すべての臓器はあらかじめ宿っている知性の働きによって、必要なものは必要なところに運ばれそこで吸収されます。

かりに、お腹が空いても食べるものがないという状況になってしまっても、人間の意志や知性を働かせるまでもなく、カラダがもともと持っている知性が調整役を買って出てくれます。化学物質を出したり、いろいろな神経系の調整などを入れながら、カラダの状態をうまく維持できるように整えてくれる仕組みが、私たちのいのちの中心にはやはりあるのです。

近年、幸福ホルモンともいわれる神経伝達物質のセロトニンが小腸でカラダ全体の九〇%以上つくられ、脳内でつくられるセロトニンと連絡し合っていることがわかってきましたが、これはつまり、脳が考えるのと同じように「腸が考えている」ともいえます。腸だけではなくて、皮膚にも心臓にも他の臓器にもすべて同じように自律的な調整機能（これがいのちの知性です）は備わっているわけですから、それぞれがそれぞれの役割の中で「考えている」。言い換えれば、カラダのすべての細部に〝いのちの知性〟が宿っているということです。

ですから、カラダの不調を感じたとき、病院や治療院の門を叩く時、その前にぜひ思い出していただきたいのです。みなさんのカラダにはあらかじめ、こうしたいのちの知性が多くのネットワークを通じて備わっていて、カラダをいい状態に戻そうと一瞬も休むことなく働いているんだ、ということを。

それだけでも、病院で診断を受けたり、薬という異物をカラダの中に入れることへの理解がどこかそれまでとは違ってくるのではないでしょうか。その方向へと意識が変われば行動が変わる。つまり、日常の過ごし方にも自ずと良い影響が生まれます。その影響はカラダにも必ずや良い影響となって反映されていくはずなのです。

第2章

鳥の目で医学を見れば

～伝統医学と西洋医学の成り立ちと相違～

西洋医学と健康

できることもあれば、できないこともある。
得意なこともあれば、得意でないこともある。
人も医学もよく似ています。
「医療＝西洋医学」という日本の常識。
そろそろ変わってもいい頃だと思います。

「先生、この先、どうしたらもっと健康になれますか？」
みなさんがもし、何かの不調でお世話になった病院の医師にこう訊ねたとしたらどんな答えが返ってくるでしょうか？　もちろんその先生なりの考えは語ってくれることでしょうが、内心はちょっと困ったなあと思っているかもしれません。それは西洋医学の専門外なんだけどね、と。

医療といえば西洋医学。これは、一時、世界のどこの国でも目指した方向性だと思いますが、最近ではとくに日本に根強い考え方だといわれています。明治時代以降、欧米に学ぶ歴史が積み重なり、医師免許が西洋医学の教育を受けた人にだけ与えられる国家資格として制度化されていることも大きな影響があったのではないでしょうか。

しかし、冷静に考えれば、医療というのは本来幅広い観点を持つものです。東西の伝統医療や民間療法も含めて世界中に医療と呼べるものが数多くあり現在も活用されています。実際、近年の世界の潮流を見ると、西洋医学偏重から多様な医療観を受け入れる方向に大きな流れは向かっており、皮肉なことですが、西洋医学を生み出した欧米のほうが日本よりもはるかに柔軟で幅広い考え方をすでに採用しているのです。

たとえば、イギリスでは一九九〇年代から日本でいう代替医療の一部に保険適用がなされたり、最近では王室が支援をして代替医療の公的資格が整備されるところまできたと聞いています。西洋医学以外の医学療法に早くから門戸を開いたドイツには、ハイルプラクティカという代替療法の国家資格があることはよく知られています。アメリカの事情は先に紹介したオステオパシー医のフルフォード博士の言葉からも、代替医療への関心が高まっていることが窺えます。

ある特定の医学だけが万能な力を持つわけではない。西洋医学も数ある世界の医療観の一つである。そんな流れがようやく生まれてきたのかと思うと、長年日本・中国の伝統医療に軸足を置いてきた私もやや安堵の気持ちを持つのですが、転機にさしかかったいまこそ、西洋医学とはどういう医学なのかということを、みなさんと一緒に考えてみるべき時かもしれない、そんなことも思います。西洋医学とはどんな考え方の上に成り立った医学なのかを知ってこそ、その利点をよりよく活かすことができると思うのです。

そんな視点から西洋医学がどこでどのように始まったのかを振り返ってみると、西洋医学の祖としてよく語られるのは、古代ギリシャの医者ヒポクラテスです。ヒポクラテスは、病いの原因を経験科学的な視点から読み解いて治療を行ったといわれています。ヒポクラテス以前のギリシャでは、病いは目に見えない超自然的な力によって引き起こされたものだという呪術的な医療観が支配的だったのです。それに対して、ヒポクラテスは、自然治癒力を根底に置きながらいまの時代にも通ずる四体液説（血液、粘液など四種類を人間の基本体液とすること）にもとづく食事療法や薬物療法を行うかたわら、膿胸《のうきょう》（胸に膿がたまること）などへの胸部外科医としても知られていることから、その考え方には近代西洋医学の萌芽と呼べるものがあったのだろうと思います。

そのあと時代はずいぶん下りますが、現代の西洋医学に直接につながるような大きな影響を与えた人物がヨーロッパに現れました。ルドルフ・フィルヒョウ（Rudolf Ludwig Karl Virchow 1821 ~ 1902）というドイツ人の医師です。近代病理学の父ともいわれるフィルヒョウは「すべての細胞は細胞から生じる」という当時としては画期的な考え方を示し、これが実はその後の西洋医学の発展に重要な役割を果たすことになります。

フィルヒョウの考えは、結果的には、いのちの根本にある自然治癒力、そのいのちの力を捨ててしまったことにつながるのではないかと私は思うのですが、この考え方をとることで、病んでいることの原因究明はとても簡単になったともいえます。環境や食事やカラダ全体の不調和などを考えるまでもなく、極端にいえば、細胞にだけ目を向けていればいい、ということになるからです。

細胞に病むことの原因があるなら、その病んだ細胞をターゲットにして処置をすればよい。そのためには検査をして、要らないものは取ればいいし、ウィルスや細菌などが悪さをしていることがわかったらそれを殺せばいい……こうした発想が必然的に生まれることになり、その延長線上に現代の西洋医学が発展してきた――大まかにはそう考えていいのではないかと思います。

すべてを細胞の問題として考える。そうすれば不調の原因を探ることも、治療の方法を考えることも、確かに簡単にはなります。しかし、実際はそう簡単ではないのがいのちの仕組みです。

カラダがどのような要素で成り立っているのか、そのいくつかの見方については、別のところでじっくりお話ししたいと思いますが、私たちのカラダにいのちを与えている仕組みは、決して一つ一つの細胞の働きだけではないのです。細胞がつながりあってできているカラダという肉体の中では、たとえば感情や思考という、細胞のようには形に現れない力も働いています。その目には見えない思考の働きが感情を動かし、その感情が細胞レベルに悪影響を与えるといった例も、私のような治療家は毎日のように経験していますから、自然治癒力を無視して細胞だけに病いの原因を求めるような見方は、したくてもできないというのは正直な実感です。

ところが、「医療とは西洋医学のことである」という考え方をとる現代の医学教育者から学んだ医師の中には、その教育に則った思考の場が確固としてできてしまう人がいます。みながみなそうだというわけではありませんが、西洋医学をまるで万能の医学のように思い込んでいる方には、私にとっては常識である自然治癒力や、いまみなさんにお話ししているいのちの仕組みについての話をしても、なかなかわかってもらえません。

私が現在の五井で開業する前、千葉で治療していたときのことですが、こんなことがありました。近くの病院からクレームがきたのです。当時、私の治療所では、結核の患者さんや重い病気の患者さんを鍼や生活改善を軸にして診ていたのですが、そのことがどうやら気に障ったらしく、「お前は結核の患者さんを引き受けて元気になると言ったそうだけど、ふざけるんじゃない！」と、ひどくあからさまな調子です。「お前の治療院を潰してやる」とまでいわれましたから、脅しのつもりだったのかもしれません。しかし、そういわれても、こちらは何も後ろめたいことはありませんから、「じゃあ、どうぞどうぞ、やってください」と答えたところ、結局は何も起こらず、結核の患者さんには変わらず来院を続けてもらい、みなさん元気になっていただきました。

西洋医学に限らず、これ一つで万能の力を発揮する医学や治療法があるのかと問われれば、「ない」というのがもっとも有効な、世の中にとって役に立つ答えではないかと私は思います。万能ではないことを認めることによって、ではその医学が得意とする分野はどこなのか、不得意であまり期待してはいけない領域はどこか、ということが見えてくるからです。

西洋医学の場合、そのもっとも得意とするところは、急性期の患者に対する対症療法だといわれています。私もそう考えます。

いまの日本で西洋医学を学んだ医師は、病んだ症状を抱えた方が病院に来ると、検査して病んだところを見つけ、薬で症状を抑えられるなら薬を処方し、手術がよいということなら手術を勧めますが、こうした処置は、あくまで病いの症状を抑える処置、いわゆる対症療法の領域に入ることです。

たとえば、事故で大ケガをしたときのことを考えてみればわかりやすいのではないかと思いますが、大量の出血を早期に止め、カラダの状態を一刻も早く平常に戻すための処置に、鍼灸を使っていては間に合わないでしょう。外科的な処置と薬物治療を併用できる西洋医学はこういうときに力を間違いなく発揮します。

一方で、その先の段階、急性期が過ぎて安定期に入ると、症状を抑える処置は必要がなくなり、別の観点から行われる医療が必要になってきます。それはたとえば、不調を訴えて来られた方の症状の根本に何があるのか、何がこうした不調をもたらす本質的な原因になっているのか？――そうした観点から不調の大元の原因を読み解き、長期的な観点からカラダ全体の調子を整えていく医療です。この文のはじまりに置いた「先生、この先、どうしたらもっと健康になれますか？」

という問いかけを正面から受け止める医療といってもいいかもしれません。

だとすれば、マイナスの状況をとりあえず平常に持ってくることに長けた西洋医学もこういう段階になると、できることは限られてくる――そうなるのも必然的なことで、やはり、それぞれの医療を成り立たせている基盤の考え方を丁寧に見て理解していくことの大切さを改めて思います。

振り返れば、治療家への道の入り口にはじめて立ったといえる大学一年生の頃、当然ながら、当時の私には医学とは何かということも、西洋医学と日本・中国の伝統医療の違いもはっきりとはわかっていなかったと思います。それが、大学の入学式の日に漢方のサークルに強引に誘われたことがきっかけで、日本・中国の伝統医療の世界に目を開かれ進むべき方向を自覚しました。病いの症状という現象にとらわれるのではなく、そのさらに奥の根本にある問題、「人はなぜ病むのか」を自分なりにとらえないといけない……そんな思いから私の治療家人生は始まったのです。

漢方の世界と出会う

「病院に行っても治りきらないジンマシンと、三度の漢方サークルの誘いが運命の分かれ道に……」

「それが運命だった」というのは後になってわかるものです。

お話ししたように、大学に入ってから日本・中国の伝統医療に私は出会い、治療家へ向かう、(それを運命と呼ぶならそうともいえるような) 大きな流れがそこから始まったのですが、思い出してみるとその前に、〝運命の前兆〟のようなことがありました。

高校在学中は、教師をしていた祖父と父に影響されて、応用数学を大学で学ぼうと思っていたのですが、最初の受験はうまくいかず、浪人をしていたときのことです。食べたサバにあたってしまい蕁麻疹に悩まされた時期があったのです。

近所のお店で買って食べたサバの味噌煮だったのですが古かったのでしょう。病院に行ってもなかなかすっきりとはよくならない。どうしたものかと、現代の薬理学の本を自分で読んでみたところ、これがおもしろくて、出ている症状を薬で抑えるその仕組みは本を読んでよくわかりました。それなら、もっと徹底的に薬理学をやってみようということで、大学の学部を数学から薬学に切り替えることにしたのです。

もしサバの味噌煮が新鮮なものでジンマシンにもならなかったらどんな運命になっていたか、それはわかりませんが、今の自分自身を見ると、どんな道を通ったにせよ、この世界にはたどりついたのかもしれない、とは思います。

そんな〝前兆〟を経て入った薬学部の入学式のあと、もう一つの〝前兆〟とめぐり合います。漢方サークルとの出会いです。といっても、自分から進んで入ったわけではなく、かなり強引な勧誘を断りきれず、だったのです。新入生はいろいろなサークルから引っ張りだこですから、まずどんなサークルがあるのかと、サークルの〝出店〟めぐりを始めたところ、漢方サークルから強引に誘われたのです。それでも最初は「現代薬理をやると決めているので」と断り、二回目もまた同じように強引に引っ張られたのですが断り……と、ここまではきっぱりとしていたのですが、三回目に迷いが出てきて、「じゃ説明だけ」といって漢方サークルの人たちの話を聞いたところ、「あっ、コレだ!」と、自分の心の中心から声が出ました。

浪人中に読んだ現代の薬理学の本はおもしろかったことは確かなのですが、読みながらどこかに不自然さを感じていたこともあったのだと思います。

漢方サークルの人たちの「宇宙と人というのは、ひとつにつながっているんですよ……」という話をはじめて聞いた瞬間に「あ!そうなんだ」と、ポーンとそのことが私の中に入ってきました。不思議といえば不思議ですが、それまで自分の中にありながら言葉にはなっていなかったことを、言葉にしてもらったので、自然に腑に落ちたというのでしょうか。

運命というと大げさなことに聞こえますが、その後のいろいろな世界や人との出会い、この本をつくるきっかけをいただいた七沢賢治先生との出会いを思い返すと、こんなふうにも思います。

そうやって自然に腑に落ちていくものが、運命的な出会いなのかもしれない、と。

新しい人体観へのアプローチ

人体を性質の異なる「場」の集合体として考えてみたとき、「カラダを階層的に観る」という新しい世界観が開けてきます。
その新しい世界を旅するための〝地図〟をみなさんと一緒に読み解いてみることにしましょう。

中世のイタリアで、カトリック教会の天動説を否定する地動説を唱えたことで裁判にかけられたガリレオが「それでも地球は動く」とつぶやいたという逸話は有名ですが（言葉そのものは後世の付け足しではないかといわれているそうです）、世の中を支配するような大きな権威が「これはこうだ」と断じているものだからといって、それが唯一絶対の真理というわけではないことは、ガリレオに限らず歴史の事実が何より証明しているところです。

眼鏡を変えただけで少し景色が変わって見えるように、どんな物事も、どのような観点でそれを見るかによって、目に留まるものも、その理解の仕方も違ってきます。もちろん、人体の見方も同じです。たった一つの見方しかない、と考える人は少々視野の狭い人かもしれません。

みなさんが見慣れている病院の診察室前に掲げられている科の名前、内科、外科、耳鼻科、皮膚科といった看板も、西洋医学的に人体をどう観ているか、ということのわかりやすい例です。解剖学的な観点といったらいいでしょうか、カラダをあるまとまりとして考えうる部位に分け、それぞれを専門的に研究しようとする西洋医学の考え方が科の名前によく表れています。

すでにお話ししたように、こういう見方にも優れた点はいろいろあるのですが、それだけではたして十分といえるのかどうか。宇宙の創生のときにその種が育まれたいのちの仕組みがその後一三八億年という途方もない時間を経て、私たち一人ひとりのいのちあるカラダとなって、こうして生きているという現象になったということ、そのことを本当に理解するには、もっと広く大きな別の見方が必要ではないか、と私はずっと考えてきました。

人のカラダは、肉体のように目に見えるものから、こころや精神のように目には形として見えないもの、さらには宇宙とのつながり（月が地球やカラダにどんな影響を与えているかを考えてみただけでわかります）といったことまでを含んで互いに影響し合う、複雑な仕組みから成り立っている。そう考えるのが、ごく自然なカラダの見方といえるのではないか。そんなふうに思うのです。

そのさまざまな性質と働きを持つ力が、一つ一つ異なる層となって、肉体を包み込むようにして存在しているようだ、というある種の実感が、感受力に優れた先人たちによって体感されたのだと思います。そこから、「目に見える肉体の層から目に見えないエネルギーの層までを、幾層かに重ねて人体図を描く」という発想が生まれ、現代にまで伝えられてきています。

カラダというものを肉体のみでとらえず、「性質の異なるいくつもの層が重なりあった階層体として理解する」という見方です。このような理解をフィルターにして人体をとらえてみると、病いと治癒の関係の読み解き方も自ずと変わってきます。痛みが出たときに痛みを抑える薬を処方して終わりとするような処置は応急的なものであって、病いの根本を探り当てるにはいくつもの階層を行き来しながら、ていねいにその因果関係を観ていく必要があるのではないか、という新しい見方が生まれてくるのです。

人体の層というのは、肉体のように目に見える層から、こころの働きのように直接は目に見えない層まで、重なり合うように存在している。そして、それぞれが特徴的な性質を持ちながら自律的な働きを示す一方で、他の階層に対してもゆるやかに開き協働するという、ゆらぎをも持っているところに、いのちの仕組みがつくりだした生命体の精妙さがあるように思います。

こうしたゆらぎを含む人体の層の在りようは、大まかには固体場・液体場・気体場という三つの場の重なりとしてとらえることができるのではないか、というのが現在の私の考えです。それを次に示すように「三体場」という図に表してみました。中国・日本の伝統医療の考え方をベースにしながら、私なりの考えをまとめた手描きの概念図ですので簡略化されていますが、こんなふうにいくつかの場が重なりあってカラダはできているんだな、と見ていただけたらと思います。

【三体場】

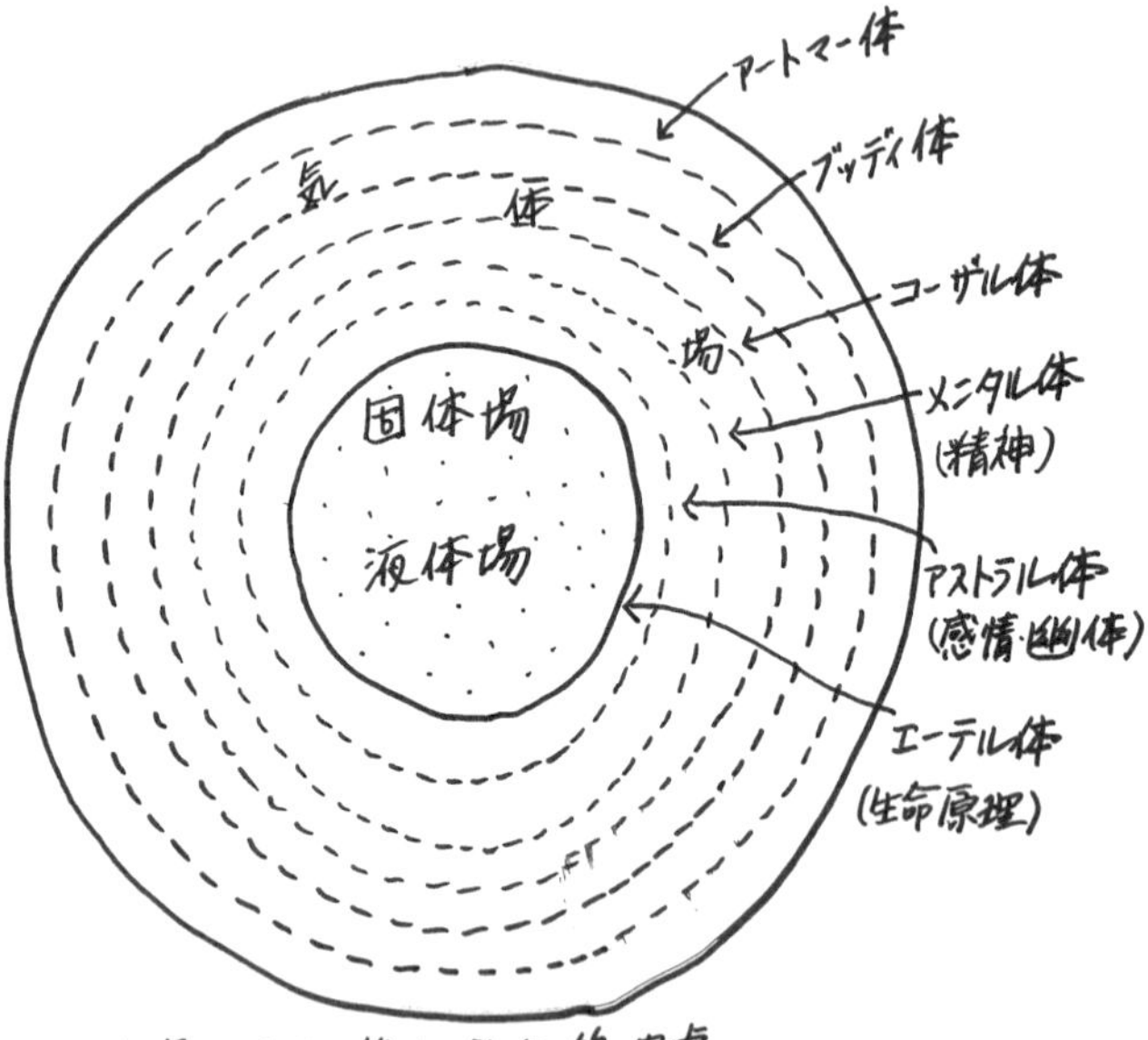

・固体場：骨格・筋肉・神経・管・皮膚
・液体場：血液・リンパ液・体液
・気体場：エーテル・アストラル・メンタル・コーザル体など

人体場は、肉体の層を核として、その周囲に幾層にも重なり合って存在していると考えられます。その全体像を外側から見て描くとすれば卵形の球のような形になると思いますが、樹木の幹を輪切りにするような要領で、断面図を描くとしたら、同心円の重なりとして表現できるのではないかと考えてスケッチしたのが右の図です。

三つの人体場は、目に見える層と目に見えない層の二つに分けることができます。一般に人体と呼ばれているものは、目に見える層である肉体ですが、目に見えない層（気体場）も人体であると考えるところに、人体を場の集合として見る新しい人体観の特徴があります。

さて、いくつも重なっている同心円に、実線で囲まれている円と点線で囲まれている円があることが見てとれるでしょうか。いちばん内側の実線で囲まれた円の部分、これが私たちがふだん肉体と呼んでいる層です。ここに、三体場のうち固体場と液体場が入ると私は考えます。

固体場は、骨格体、筋肉体、神経体、皮膚体などによって構成されていますが、血液やリンパ液、体液などの人体の中をめぐっている液体も、固体場と密接に関係しながら一つの場を創り出していると考えられます。これが液体場です。この液体場の働きに乱れや滞り、汚れなどが生ずると、固体場にも影響し、それが痛みやだるさなどの不調として表れてきます。そうした階層をまたいだ因果関係の読み解きに優れた医学として発展してきたもの、それが鍼灸、漢方、アーユルベーダ（インドの伝統医学）などの伝統的な医学であると考えれば、医学それぞれに意味と特性があるということがおわかりいただけると思います。

人体としては、固体場と液体場は融合し合うかのように、互いに密接に関係していると考えて、図の中では固体場・液体場を一つの層として表現してあります。

この固体場・液体場の層を包み込むように存在している三番目の層が気体場です。

気体場は目には見えないカラダの層ですが、目に見えないから存在しないわけではなく、環境も暮らし方も昔にくらべて複雑になっている現代人には、みなさんが想像する以上に大きな影響を与えている階層と私は考えています。液体場が固体場に影響を与えるように、気体場の変化も液体場と固体場にさまざまな影響を与えますから、治療の現場ではどの階層に根本の原因があるのか、その見極めが大切になってくるのです。

ヨーロッパで生まれた神智学系の考え方では、この層をエーテル体、アストラル体、メンタル体、コーザル体というようにさらに細かく分けています。ここでは各人体場の特徴について簡単に触れておきましょう。

気体場の中でも固体場にいちばん近いところで働く場がエーテル体です。エーテル体は、生命エネルギーの原理を担う人体場であり、他の気体場や宇宙のリズムや波動とも調和しながら、生命の元となる中国伝統医学でいう気や、古代インド医学でいうプラーナを肉体へ供給するといわれています。生命の力を司る体ですから、健康の維持や伝統医療の治療とも深い関連を持っています。

エーテル体を包みこむ層であるアストラル体はさまざまなこころの営みに関係する感情の座といわれ、その中には体外離脱意識も含まれます。感情は肉体的な快不快や食欲や性欲の充足や不足などから生じる面もありますが、それだけではなく、共同体を営む人間には共感力が備わっており、そこからが感動や畏敬の念、慈愛などの高次の感情も育ってきます。

アストラル体の外側の層はメンタル体です。メンタル体は、精神や知性、思考などを司る座です。

そして、気体場全体を包みこむ層と考えられているのがコーザル体などです。これらは自我を超えた真我（神我）の働きに関わっているとされます。真我はいろいろな呼び方をされます。ハイヤーセルフ、自己の本質、アカシックレコード、超意識なども真我の別名と考えることができるでしょう。この層は個人の人体の枠を超えたところにあるともいわれ、魂や超意識の集合体に近い領域ともいわれています。

気体場には、「気」と呼ばれるエネルギー体に意識場が融け合っていますので、感情や欲望、感覚、思考、想像力、そして、それらをもう一段高い次元からとらえる思考力や愛の力、霊魂の力などが含まれるとされますが、多種多様な目に見えない力が集まる気体場の特徴の一つは、固体場や液体場と違って、超感覚的知覚者以外は直接触れたり視たりすることはできない場であるということです。だとすれば治療という観点からはどんなアプローチが有効なのか?と、古来さまざまな療法が考案されてきました。

中国・日本の伝統医療もその一つですが、気功や霊的治療、レイキ、ポラリティ、経絡チャクラヒーリングといった現代でも活用されている各種のハンドヒーリングは、治療家の気体場を経由して施術を受ける人の気体場へ働きかける療法といえます。

この発想の延長上に生まれてくる「人の代わりに、現代の高度な科学技術を活かした装置を利用して、気体場への働きかけができないだろうか?」という発想も近年はさまざまに具体化され利用されていることは、みなさんもご存知の通りです。私も七沢賢治先生が構想し、具体化された装置であるロゴストロンシステムやNigiなどを治療法の一つとして取り入れています。

さて、みなさんに図をもう一つ見ていただきましょうか。先ほどの「人体場へのアプローチ」に新たな要素を描き加えたものです。

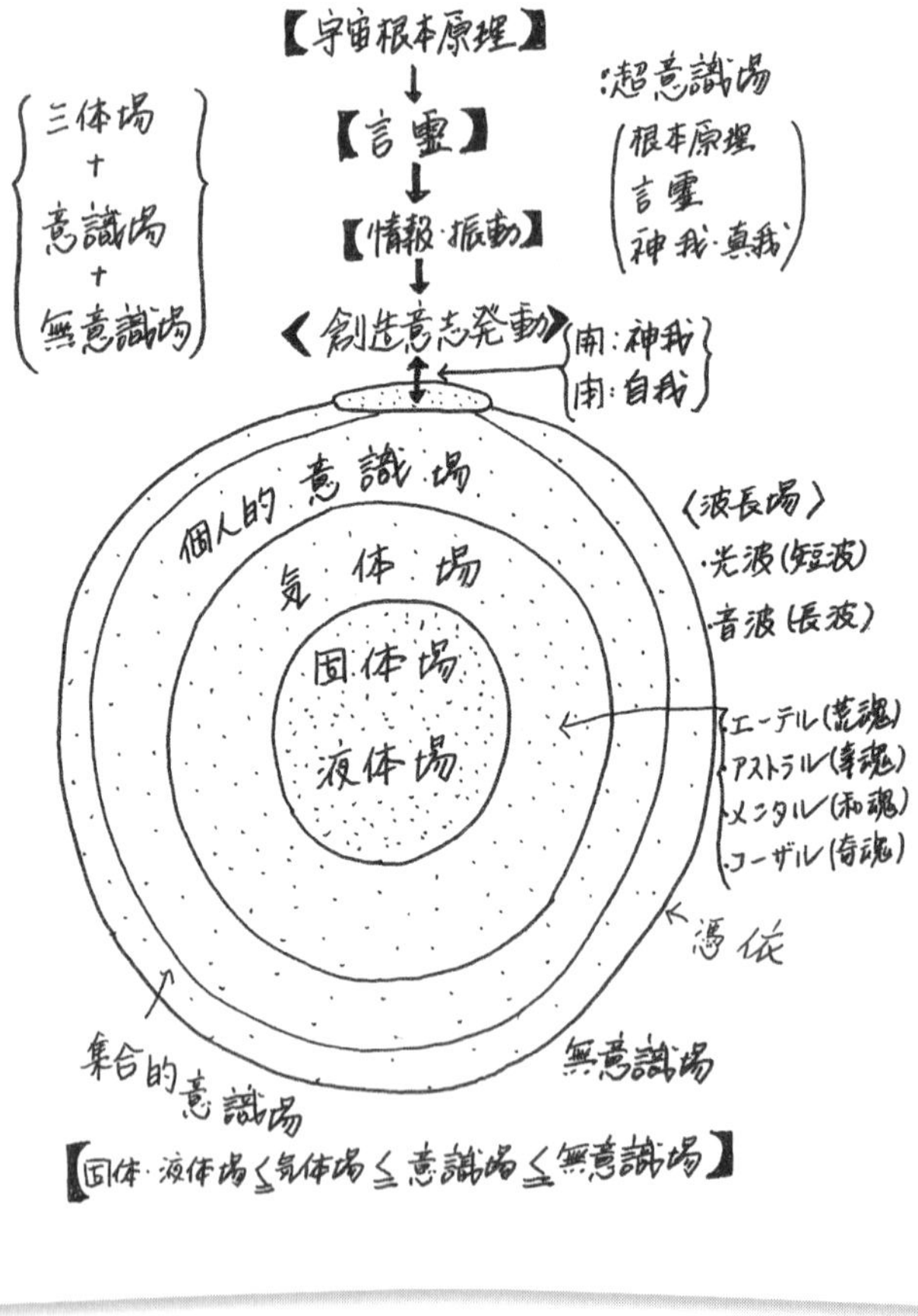
【宇宙根本原理】
【言霊】
【情報・振動】
《創造意志発動》
三体場
+
意識場
+
無意識場
超意識場
根本原理
言霊
神我・真我
内：神我
外：自我
個人的意識場
気体場
固体場
液体場
〈波長場〉
・光波（短波）
・音波（長波）
エーテル（荒魂）
アストラル（幸魂）
メンタル（和魂）
コーザル（奇魂）
憑依
無意識場
集合的意識場
【固体・液体場≦気体場≦意識場≦無意識場】

気体場の外側にさらに新しい層がいくつか加わりました。

これらの層は固体場から気体場まで、私たちの人体場のすべてに調和的に関わり、さらにはカラダの外側に広がる世界（宇宙）の根本を成す力との接点ともなる場、いわば人体場を統合するような働きをする場——といえば、もうおわかりだと思いますが、私はこの層を意識場と呼んでいます。

意識場には、個人が持つ意識場、集団がつくりだす集合的な意識場、そしてふだんの顕在的な意識ではとらえられない無意識がつくりだす意識場が存在し、互いに影響し合っていると考えられます。他の人が乗り移ったような意識状態になることを昔は憑依と呼びましたが、これは集合的な意識場・無意識場から受ける影響の一つと考えることができます。

この意識場が個人のレベルにとどまっているか、開かれて宇宙の根本原理とつながるかによって、意識場の在りようも大きく変わってくるわけですが、この意識場が個人を超えて開かれていくということを体感的な言葉にするなら、「生かされている」という感覚ともいえます。みなさんにも思い当たる経験がきっとあることだろうと思いますが、こころの底から私たちが「生かされている」と感じたとき、深い感謝の気持ちがカラダの底から湧き上がってきます。その感謝の気持ちこそ、私たちが生まれ持っている自然治癒力を引き出す鍵になるものなのです。

現代医学が「回復がむずかしい……」と腕組みをするような状態にあった方の意識場があるきっかけによって大きく開かれ、感謝の気持ちが生まれたことで、現代医学の常識を超える好転を見せた例を私は治療の現場で何度も経験していますーー私がみなさんに本書を通じて伝えたいと願っている「いのちの仕組みの存在に触れた」という実感、それは宇宙の根本原理と意識場がつながるということと同じなのです。

現代のさまざまな心理療法、催眠療法、内観法といった療法は、人の無意識場へアプローチする療法といえます。無意識場の在りようを変えることは、私たちが本来持っている自然治癒力を引き出すことにもつながるのです。

このように、人体を場の階層体としてとらえ観ていくという優れた人体観、世界観が日本では古代から存在していたということを、私は比較的近年になってから、伯家神道の継承者である七沢賢治先生から教えていただいて、たいへん感銘を受けました。伯家神道とは、古代において天皇の祭祀を司っていた白川家が伝えてきた古神道で、長らく秘儀として、口伝を通じて伝承されてきたと聞いています。時宜を得て、伯家神道の現代の学頭にあたる七沢賢治先生がその叡智を広く一般に開くという英断をされたおかげで、私も蒙を開くことになったのですが、固体場から気体場・意識場までが、神・霊・魂・情・体という五階層の概念で見事に表現されています。分析的な科学の手法を用いずに、古代の人々の体感と洞察から導き出されたのであろうと推察します。

伯家神道の五階層を、先ほどの図に照らし合わせれば、「体」は個人の固体場と液体場に、情から神までが気体場と意識場の統合にあたることになるでしょうか。情と魂は文字からも大まかには類推できるかと思いますが、霊の階層というのは人と人、社会と個人、そして個と神を結ぶ意識場を意味すると私は理解をし

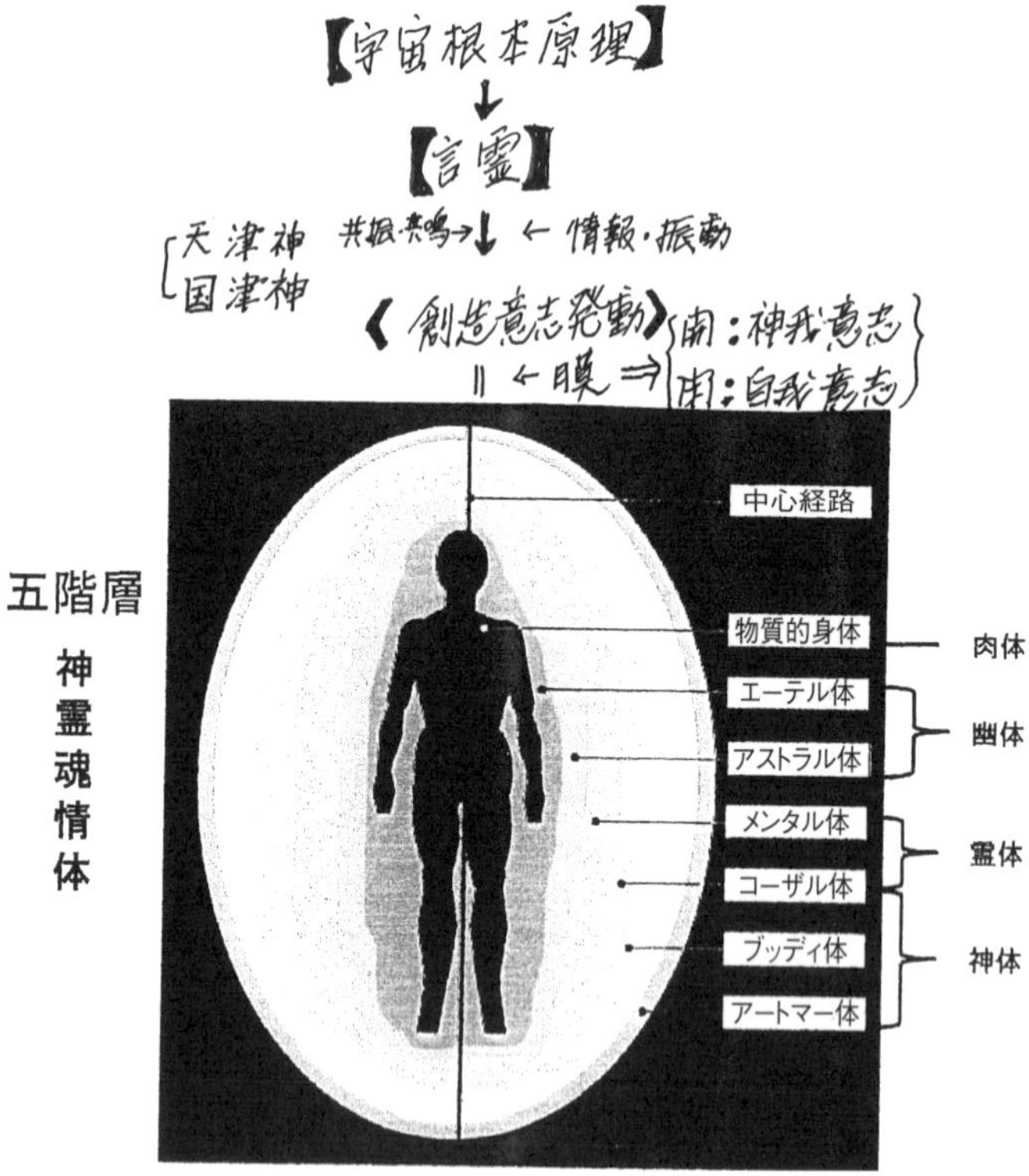

人間のエネルギー場

『バイブレーショナル　メディスン』リチャード・ガーバー著（日本教文社）
P195「人間の微細エネルギー場」を参考に加筆修正しています。

ています。

階層の最上位に置かれているのは神の層です。神という言葉から宗教的な、あるいは超自然的な何かを連想する方もいるかもしれませんが、そうではなく、先にお話ししたように、意識場が個人のレベルを超えて開かれ、宇宙の根本原理とつながった意識場を意味しています。意識場が個人のレベルにとどまっているときには、自我意志が発動され、個人を超えて開かれたときには、宇宙の根本原理と我が一如になった、神我意志が発動する——その意味合いをお伝えしたいという意図から図に注釈を書き込んでありますが、このあたりのことは、頭でわかるより、「なるほど、そういうことなんだなあ」という納得（本書では何度も使っていますが、腑に落ちるということです）が大事なことだと思います。

この五階層という人体場の地図は、治療法の整理と応用にも役立つ優れた概念です。本書をきっかけに、多くの方に知っていただきたいと思い、分を超えた蛇足をいたしましたが、興味関心を持たれた方はぜひ七沢賢治先生の講義や書籍などにも触れていただけたらと思います。

こうして、人体を階層的に見ていくと、「医学にはさまざまな観点があり得る」という、この文章の最初に触れたことが、みなさんにもごくあたりまえのことのように思われてくるのではないでしょうか。

目に見えないものの力は存在しないかのように、固体場、あるいや液体場にのみ眼を向ける医学では「なぜ病むのか」の本質を理解することはできない——これは、治療の実践家として長年現場を預かってきた私のごく素朴な実感です。

「人体場」の見方を治療に活かす

「人体場にはそれぞれ役割と相互の関係があります。そのことを理解すれば治療の仕方も自ずと変わってきます。「今、アプローチすべき人体場はどこか?」という問いにも的確な答えを出すことができるようになるはずです。」

なるほど、人体場という考え方はわかったけれど、それを治療に活かすにはどうしたらいいんだろう?――そんな疑問を持たれた方のために、治療という面から人体場の関係の読み解きを簡単にやってみましょう。

まず液体場と固体場の関係です。

固体場に出てきた症状を固体場にアプローチして治療するとよくなるケースはいろいろあります。伝統医学では、自然治癒力を根本においている按摩・指圧・鍼灸・整体なども入ります。前にお話ししたように、ケガをして出血をした。とりあえず止血が必要だ、というとき、すぐ役に立つのは西洋医学に基づいた外科的な処置です。こういうときは固体場へ働きかけることで状態の悪化は食い止められますから、緊急時の治療としてはここでいったん終わりです。

ところが、固体場に痛みなどの症状は出ているけれども、固体場にだけアプローチしてもなかなか効き目がない場合もあります。そんなとき、人体場の関係を理解している治療家なら、液体場に原因があるのではないかと疑ってみるでしょう。血液やリンパ液のような体液は液体場に入ります。この液体場が汚れているために、あるいは液体場のバランスが崩れているから、腫瘍ができたり、ウィルスや菌が繁殖をしているのではないか。そう考えるのです。

だとしたら、液体場をきれいにする。液体場のバランスをいい状態にすれば、繁殖しているウィルスや菌も消えていき、カラダの異常が正常な状態へ整ってくるだろう、というので、液体場を変えることをします。液体場を変えるアプローチはさまざまあって、ホメオパシーや漢方、アーユルベーダ、海水療法、刺絡・瀉血などの液体場を変える伝統的な医療が全部入ってきます。こうした液体場を変える伝統医学は、自然治癒力を活かすことがベースです。液体場の異常が解消されていい状態になれば、あとは治癒力に委ねる。そのことによってカラダは自然にいい状態に向かうだろうと考えるのです。

気体場は、液体場にも固体場にも影響を与えることができる人体場です。その関係を理解すれば、気体場から、液体場や固体場を整えていこうという発想が生まれてきます。気功や鍼灸、霊的治療、気の治療、ハンドヒーリング、手当て療法、さらに機械による波動療法（ロゴストロンシステム・タカダイオン・AWG・メタトロンなど）などが気体場の治療法として代表的なものです。

固体場・液体場・気体場という三つの人体場は、それぞれに特徴的なまとまりを持ちながら、互いに影響を与え合う関係にある、と考えることができます。こうした人体場の関係を理解したうえでいざ治療にあたろうというとき、問題になるのは、「今は人体場のどの場を優先的に変えたほうがいいのか」というときの判断です。とくに緊急事態の場合は、どの人体場に最初にアプローチすべきか、的確な判断が必要になります。

こういうとき固体場・液体場・気体場の三体場をよく理解している人は頼りになります。「この人は液体場もおかしいけれど、今急いで一番先に治療すべきは固体場だ」というように、人体場全体の状態を見たうえで、今どこをターゲットにしたらいいかということを的確に判断できるからです。

ところが、一つの人体場にターゲットを置いている方は、その世界からすべてを見ているために、その場への働きかけをすればすべていいと思ってしまうのです。三体場をよく知っている人は、それぞれの場に役割があることを理解してますから、「今はいくら気体場をやってもダメだよ、液体場を変えなければ」という判断ができるのですが、たとえば気体場へのアプローチしかやっていない人は、気体場でなんとかしようという発想にとらわれてしまいがちです。

要は、固体場・液体場・気体場それぞれの役割を理解して、その場の力が最大に引き出せるよう相互のコミュニケーションをうまくとっていく。そんな発想が治療者には求められるということです。

四番目の人体場である意識場。この場は、固体場・液体場・気体場のすべてに影響を与える重要な場でもあります。実際には、意識場と気体場とは融合しています。気体場に現れる感情や精神の働きは、顕在意識・潜在意識・超意識の場の働きとしてとらえることができます。その意味ではもっとも裾野の広い〝見えない人体場〟が意識場であると考えることができるでしょう。

意識場の中には、個人的な意識場と集合的な意識場、そして無意識場という三つの意識場があります。この意識場のどれもが固体場・液体場・気体場に影響を与える力を持っていますから、意識場が乱れてくると、その影響を受けた気体場が乱れ、液体場が連鎖し、そして固体場も変調する、ということになるわけです。

人体場の変調には人間的な意識が介在しているということ、意識が思考に影響を与える、その思考が感情に影響を及ぼし、そして現実として現象化していくように意識の影響によって三体場も変わる。その関係をみなさんには押さえておいていただけたらと思います。意識場の階層である感情面やメンタル面、あるいは、その他の意識場の階層を変えることによって、この三体場も変えることができるということです。

とはいっても、固体場があまりにもひどい状態にあって緊急の手当てが必要なこともあります。意識場を変えて固体場を整えていく、というやり方もあるにはあるけれども、それでは間に合わないというほど大変な場合には、固体場に対するアプローチを早急にやりながら意識場も変える、という対応になってきますが、ここは治療をする人の人体場に対する理解の深さが試される場面ともいえます。

先に紹介した五階層の考え方によれば、体・情・魂という第三階層までは自我意識に属します。とすれば、肉体、感情、メンタルは、自我意識を変えることによって変えることができるということになりますが、それより上の階層になる第四階層、第五階層になってくると、今度は同じ意識場でも「神我」という、神（宇宙の根本原理）とつながった意識場のエネルギーが大事になってくることになります。

「私」という個の人体場に属することは個の意識、自我意識を変えることによって変えられるが、個を超えた集合的な人体場（「公」とも表現できるでしょう）を変えるには、意識場も自我意識を超えた階層の力が必要になってくるということです。くわしくは、機会を改めてお話ししたいと思います。

チャクラの働き

「見えるカラダと
見えないカラダをつなぐもの。
その役目を果たす
目に見えない管のようなもの。
それを昔の人はチャクラと呼んだのです。」

人のカラダというのは、目に見えるカラダ（固体場・液体場としての肉体）と目に見えないカラダ（気体場）からできている――。昔、少なくとも近代科学が広まる前までは、世界のどこでも多くの人はこう考えていたのではないでしょうか。先にヨーロッパの神智学の見方を紹介しましたが、日本の古代の考え方を引き継いできた神道でも人体を肉体、幽体、霊体と階層的に分けて考えるように、「肉体がすべて」であって、「死によって肉体の活動が停止するとそこですべては終わる」というような考え方はごく最近になってからのことと考えるのが自然なことだと思います。

そのような伝統的な人体観が語るように、カラダには見えるカラダと見えないカラダがあってそれが階層的になっているのだとしたら、だれでも思う疑問が一つ出てきます。「だとしたら、見える部分と見えない部分はどうやってつながっているのだろう?」という疑問です。

階層と階層をつなげるものですから、何か見えない管のようなものがあるのかもしれない……おそらく世界各地で同じような発想はあったのだと思いますが、古代インドの人々がその〝見えないつなぎの管〟に円や車輪などを意味するサンスクリット語の言葉で名前をつけました。それがチャクラです。ヨガをやっている人はよくご存知のことだと思います。

このチャクラの働きは、道路にたとえれば、目に見えるカラダ(人体場でいうなら固体場と液体場)と見えないカラダ(気体場。神智学でいうエーテル体、アストラル体、メンタル体などの精妙体)をつなぐバイパスです。たとえば、思考などの精神的な活動を司るメンタル体でネガティブな考え方が生まれたとすると、そのストレスがチャクラを通じて、メンタル体よりひとつ内側の階層であるアストラル体に伝達されます。アストラル体は感情を司る気体場ですから、ネガティブな思考から生まれたストレスが感情レベルに影響し、もやもやとした感情の鬱滞が起こってきます。さらにその鬱滞した感情がアストラル体からチャクラを通じて生命エネルギーを司るエーテル体へ、そして肉体へ伝達されると、それに応じたかたちで、肉体にも機能障害が起こってきます。機能障害が長く続けば、やがて器質的な障害も起こってくるという負の連鎖が起きてきます。

チャクラというのはこういうふうに人体場の階層と階層をつなぐ役目があるということです。ではどこにいくつチャクラがあるのかというと、これには考え方がいくつかあります。たとえば、ニューエイジ系ではヘソはチャクラに数えていませんが、神智学やインドのヨーガ、チベット医学ではヘソもチャクラに入れています。チベット仏教ではヘソを含めて五つのチャクラがあると考えます。お母さんがお腹に赤ちゃんを宿しているときにはへその緒でつながっていると考えると、ヘソは大事なところということで、私の実際の臨床では、第三チャクラ（みぞおち）に問題があっても、ヘソに何か問題をすごく感じた場合、ヘソにアプローチします。

現代のヒーラーが一般的に基本としているのはニューエイジ系の考え方ですので、ここではその考え方に沿って各チャクラの特徴を描いてみることにします。図をご覧ください。左の図はカラダの前面のチャクラです。脊柱に沿ったスシュムナーというカラダの中心管の前後に七つのチャクラが並んでいます。

第一チャクラは会陰といって一か所のみで、位置は女性の場合、性器と肛門との間、男性の場合は尾骨の少し前にあるといわれています。大地にいちばん近いところにあるチャクラなので、大地とのつながり方、統合の仕方に深い関係を持っています。第一チャクラがしっかりしている人は、地に沿った考え方ができ、大地との融合もできる人です。逆に第一チャクラが、閉じていたり、不安定な場合には、ものを考えても地に沿った考え方ができず、ふわふわと宙に浮いたような考え方になりがちです。肉体的な不調は、第一チャクラに近い生殖器や肛門のあたりに出やすくなります。

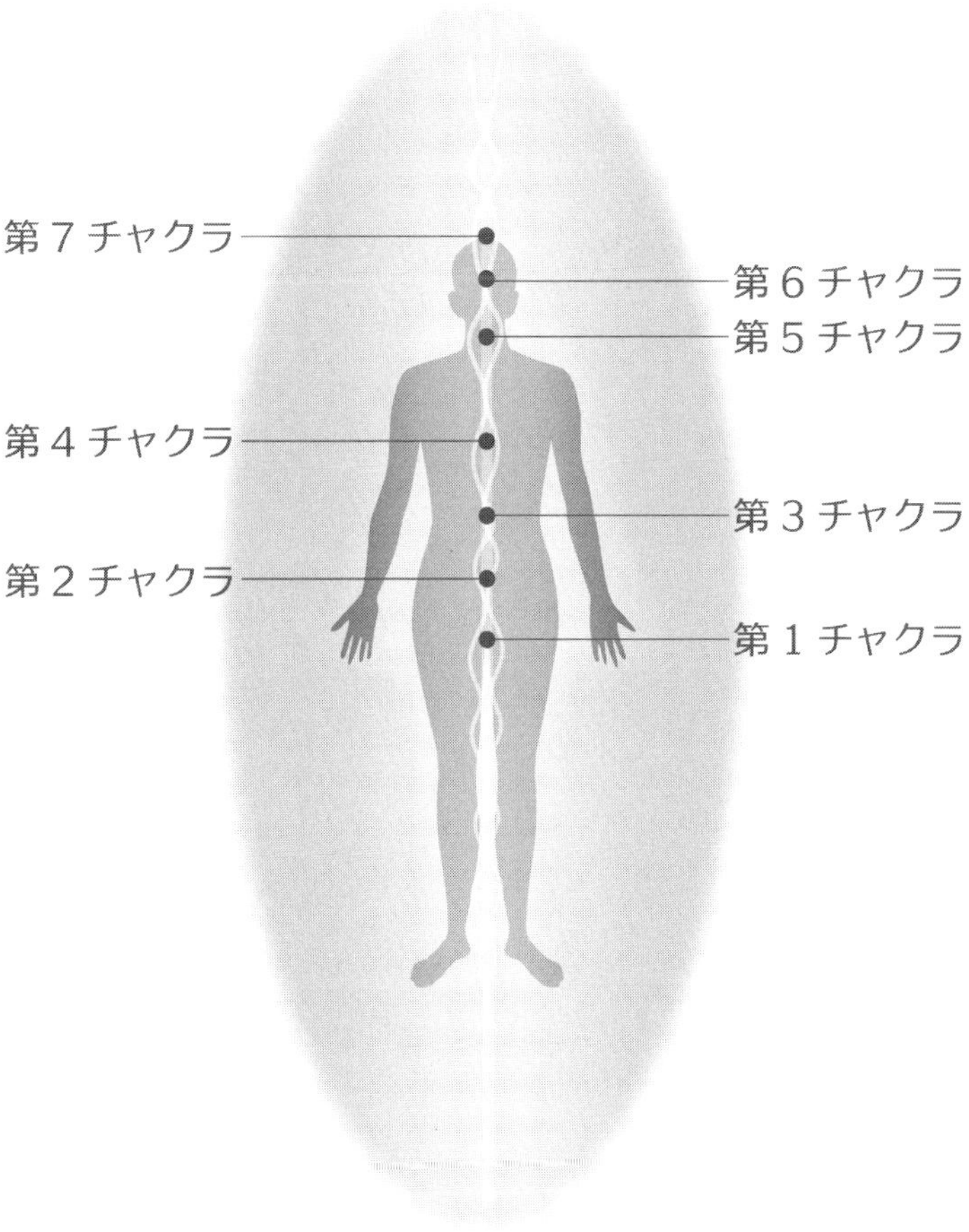
第７チャクラ
第６チャクラ
第５チャクラ
第４チャクラ
第３チャクラ
第２チャクラ
第１チャクラ

第二チャクラの前面（腹側）は丹田です。後ろ側は丹田の真後ろになり、前後に二つあります。一般に前側は感情面、後ろ側は意志力と関係しています。腹部側はツボでいうと、気海、関元というツボにあたります。丹田は生命エネルギーを司るところですから、第二チャクラがしっかりしていると生命エネルギーの強さが非常に出てきます。武術家が丹田を熱心に鍛えるのはそういう理由です。ですから、第二チャクラが充実していると、非常にたくましく、生命力旺盛な行動ができます。反面、弱っていると体力的にも非常に消耗しやすく、足腰が弱くなったりします。

色でいうと、第二チャクラは橙色のエネルギー。先ほどの第一チャクラは赤です。第二チャクラと関係の深い小腸は、第二チャクラを経由して喜怒哀楽の感情の影響を受けやすい臓器です。ですから、人間関係で嫌なことが起こった瞬間に、小腸が、あるいは大腸が過敏に反応して、下痢を起こしたり、ということも起こりやすいのです。

第三チャクラの前面、これは鳩尾（みぞおち）の少し下のところにあります。

消化器系ともっとも関連の深いチャクラです。色は黄色で、太陽神経叢がベース。このチャクラは自我意識の中でその人が持っている力を発揮させますから、達成感や自尊心、向上心に満ちているときには、チャクラが開かれ、機能的にはますます優れた状態になりますが、やりたいことを我慢したり、周りの表情を見たりして抑えたりしているとチャクラが詰まってきます。第三チャクラが閉じてくると、いわゆる消化器系のいろいろな疾患が出たりすることがあります。

第四チャクラの前面は心臓、ハートです。色は緑。ここは呼吸器系よりも循環器系が影響し、胸腺も関係してきます。司るものは愛、いわゆる愛のチャクラです。このチャクラが活性化していれば、開かれた愛のエネルギーが出やすくなりますが、不安定になってくると利己的な言動が顕著になってきます。「あの人は利己的な行動しかとれないから……」とふだんからいわれてしまう人がみなさんの周りにいるようなら、その人は第四チャクラが閉じている人だと考えられます。幼少期から親の愛情を十分受けて育たないと、このチャクラはなかなか活性しにくいといわれていますから、このチャクラがよく働いているかどうかは、小さい頃からの育ち方や環境とつながりがあるということです。

第五チャクラの前面は喉。色は青色です。喉ともっとも関係するのは、表現の問題でしょう。自分の感じたこと、考えたことを、素直に表現していれば、このチャクラはどんどん活性化してきますが、「これを言ったらあの人を傷つけるのでは……」とか、「これを言ったら嫌われる……」と考えて表現を抑えたりすると、自然に喉のチャクラが詰まってきます。抑えながらも抑えている自分に対して怒りが出てきたりすると、怒りというのは、赤いエネルギーですから、喉が痛くなるといった症状になって出てくることもあります。

第六チャクラの前面は第三の眼です。色は藍色。第三の眼は、直感で物事を観ることにつながるチャクラですが、今は鍼灸など伝統医療でもこのチャクラの訓練はほとんどしなくなりました。唯一訓練しているのは手のひら療法家です。日本では大正時代から昭和の初期にかけて、手のひら療法が盛んになったのですが、その人たちは、要するに直感で相手の悪いところを診たり、手をあてたりかざしたりして手で具合の悪いところを感じたりする。そういう能力がないとヒーラーとして育たないということで、彼らは、第三の眼の訓練をかなりしていたのです。第三の眼の訓練をすると、初心者でも直感力が出て、良いヒーラーになるといわれてきました。本質をぱっと見通す力、とらえる力が第三の眼で開かれるのです。このチャクラが閉じていると、たとえば物質の世界に興味を持ったとしても、直感力を活かしたり、量子科学の世界、五感を超えた知覚などへ興味を発展させたり、ということに対しては消極的になってしまうということが考えられます。ただし開かれていても慢心の気持ちが出ると幽界の階層とつながってしまいますので、たえず自省が必要です。

第七チャクラは頭のてっぺん、頭頂部の一か所のみです。色は紫や白として表現されます。ここは第六チャクラと同様、松果体、あるいは脳下垂体も関連してきます。第一チャクラが大地とのつながりを司るチャクラだとすると、頭のてっぺんにある第七チャクラは天とのつながりを司るところで、天と人間の交流する場所になりますから、このチャクラが開かれていると、スピリチュアルの世界や神我の世界などへスムーズに入っていくことができます。逆に、このチャクラが閉じている人は、そういう世界には意識を留めない、この肉体の世界だけが自分の世界であると思う傾向が強いということです。このチャクラには宇宙の愛も、宇宙と自我意識を統合する力も入ってくる……ということですから、七つあるチャクラの中でも非常に重要で大きな意味を持つチャクラなのです。

日中伝統医学の比較考
〜「気」を巡る思想的な観点から〜

神方、和方、そして、漢方。
日本の伝統医学は、この三つの医学を源流に
日本の文化と思想を土壌に
独自の発展を遂げてきたと考えることができます。
漢方のルーツ、中国の伝統医学をものさしにしながら
日中の伝統医学の特徴を見ていくことにしましょう。

「日本と中国の伝統医学は何ですか?」と聞かれると、「漢方」の名がまず思い浮かぶ人が多いのではないでしょうか。「では、漢方とは日本の伝統医学ですか? それとも中国のですか?」と訊かれたらどうでしょう? 「漢方の漢は漢字の漢と同じだから中国の伝統医学?」と思う人が多いかもしれません。漢の解釈はその通りでよいと思いますが、漢方は中国伝来の伝統医学が日本で独自に発展したも

のを指す、と考えるのが自然でしょう。海を渡って中国の伝統医学が日本に伝わってから千六百年以上経ちます。元は同じものであっても、国の事情や文化の違い、そして時間の経過によって医学の元となる考え方や手法は変わってくるものです。日中の伝統医学の重なりと相違はどこにあるのか?この興味深い問いかけを俯瞰してみるために、日本の医学の歴史を簡単に紐解いてみることにしましょう。

古代日本の医学とはどのようなものだったのか?――まずここから見ていきましょう。

歴史をさかのぼって、『古事記』(七一二年)や『日本書紀』(七二〇年)、『古語拾遺』(八〇七年)など、古代日本の姿を今に伝える古い文献をあたってみると、その中に、神産霊神《かみむすびのかみ》・大己貴神《おおなむちのかみ》・少彦名神《すくなひこなのかみ》などによる呪術(古代においてはこれも病いをはらう医療の方法でした)、人や獣への薬方、石鍼(石による瀉血)などが行われていたと記されています。これらは中国で発展した伝統医学とは一線を画すものですから、日本の土着的な古代の医学と考えられます。原初の医学という意味も込めて私は神方医学と呼んでいます(方は古くは医学のことと同義でした。医学に代表される高度に専門的な技術のことを意味します)。

こうした古代日本が育ててきた独自の医学は現代では重きを置かれてはいませんが、八世紀以前の古代の日本にも、体系的な医学とまではいえないにせよ、独自の医学観・生命観にもとづいた医療が行われていたということを、覚えておいていただけたらと思います。


一方、同時代に大陸の中国で生まれ発展した体系的な医学も日本に伝わってきます。いま私たちが鍼灸と呼んでいる医学や中国生まれの薬学などが、仏教医学とともに十九代允恭天皇《いんぎょうてんのう》(四一二～四五三)の代に伝来したといわれます。この流れはその後の日本の医学の主流となっていき、やがて唐の制度にならった大宝律令(七〇一年)が制定されると、こうした中国伝来の医学は国の制度の中に位置付けられるようになります。

大宝律令の十九番目にある医疾令《いしつりょう》は医学や薬学に関する規定として知られています。医術の教官である医博士《いはくし》の任用から始まり、医生《いしょう》(医学薬学を学ぶ者)の専門の種類、学び方、天皇の薬を調合するときの諸注意などが細かく規定され、医生が学ぶ科によって修業年数なども決められていました——体療（内科）は七年、少小（小児科）・創腫（外科）は各五年、耳目口歯は四年、鍼生は七年、按摩生は三年、呪禁生（呪禁はまじない）は三年が修業の上限とされていたようです。

平安時代に入ると医博士の他に鍼博士も制度の中に設けられるようになりますが、こうした中国伝来の医方とは別の、日本各地に伝わる医方を集めて編纂する案が平城天皇の勅命によって出され、全百巻の書物としてまとめられます。これが『大同類聚方』（八〇八年）です。原本を正確に伝える写本がないとされ、そのため真偽が混淆した写本がいまに伝わるだけですが、日本最古の医学書といえばこの『大同類聚方』を指します。この書物の中に集められた日本各地の医学は、中国伝来の医学に対して、和方医学と呼べるものだと私は考えています。次の鍼の話の中でも触れますが、さらにこの時代には鍼博士の丹波康頼によって『医心方』という医学全書がまとめられ、九八四年、朝廷に献上されたと記録されています。『医心方』は現存する日本最古の医学書です。

この頃にすでに日本でも体系的に理解され始めていた中国伝来の伝統医学を、

はたして漢方という名前で呼んでいたかどうか。大宝律令の医疾令など平安時代ぐらいまでの文献にはそのことに関する記録が残されていないのではっきりしたことはいえませんが、時代が下って室町時代ぐらいになると、漢方の名前が文献に登場します。江戸時代になると広く知られる医学になり、盛んに行われていたことがわかっています。

とはいえ、漢方薬と鍼灸の療法、そのどちらも昔は漢方と呼ばれていたのかというと、時代によってその捉え方は異なっていた、というのが正確な見方かもしれません。たとえば、江戸時代、漢方には「湯液」「丸剤」「散剤」などがありました。薬草を煎じて飲む療法だから湯液と呼ばれたのです。厳密な意味では、漢方といえば薬方のことを指していた事情がうかがえます。その後、時代が下り現代に近づくにつれ、鍼灸の技術をもつ漢方医が増えたことによって、薬と鍼の距離が近づいた、と考えるのが自然かもしれません。

いずれにせよ、漢方というのは、中国生まれの伝統医学が日本に伝来したあと、日本という土壌の上で深められ展開された結果、日本の伝統医療の一つになったもの、ということができます。

このような経緯で神方、和方、漢方という三つの流れがおそらく影響しあいながら、中心の役は漢方（鍼灸を含む）が果たす、という形で展開してきたのが、現在にまで引き継がれる日本の伝統医療の骨格ではないでしょうか。

一方の中国。日本の伝統医学の源でもある中国発祥の伝統医学は、略して中医学とも呼ばれています。鍼と灸の療法、薬草を煎じて飲ませる療法も中医学が本家、療法の基本は当然ながら日本と中国は相通ずるものがあるのですが、時が経過するにつれ、医学が依って立つ基盤となる思想に日中の相違が表れるようになったのが歴史の物語ではないか、そんなふうに私は見ています。

野の植物や畑の作物なども土壌が違えば姿やつける実が変わってくるのと同じです。土壌は思想です。中国で生まれた伝統医療が日本文化という土壌（思想）に根づき、日本独自の伝統医学になり発展してきたということです。そういう変化は自然なことでもありますから、違いは良し悪しでは語ることではありませんが、医学のもとにある思想の違いは大事なところなので、そのことに少し触れておきましょう。

宇宙の万物はすべて気によって構成される——これは、日本と中国の伝統医療に共通する気一元論と呼ばれる考え方です。気一元論の要点は、宇宙の万物を創り出す大元には「気」という、変幻万化するいのちの元のようなものがあるということです。

「気」の密度が薄いときには形を持たないものになる。たとえば、音や風、熱気冷気と呼ばれるものから、人間の魂や感情のように目に見えないけれども働きとしてとらえられるもの、肉体でもエネルギーのように「気」と表すことが適当な様態まで、形を持たないけれども存在するものはさまざまあります。

密度が濃く重い「気」になるほど形を持つようになり、目に見え、手で触れられるものになる。そして、「気」が形を持つ過程で具体的な物事が分化して現れ、変化していく——気一元論の大まかな考え方は、こんなふうにとらえてもらえたらいいのではないかと思います。

漢方と中医学を比べてみたときに、いちばんの違いとして見えてくるのは、この「気」の捉え方かもしれません。気を太極としてとらえる一元論とするか、陰陽の気がせめぎあう二元論的にとらえるか。漢方と中医学では考え方が分かれるようだ、というのが私の見方です。

漢方では、気は一つのもの、つまり「一」であると考えるのです。易でいう太極もすべてが一つとなってそこにあるという意味で「一」の世界ですが、漢方における気の捉え方も同じです。太極である気があるときは陰の様相に、あるときは陽の様相になる。けれども、元は同じ一つの気である。カラダでいうなら、病いという状態も元気という状態も大元である気の表れ方であって、根本は同じものである、というのが漢方の考え方の思想にはあります。

ところが、漢方の本家にあたる中医学では統一体観として天人合一などに触れていますが、根本に陰と陽という二つの大元を置いて、そこを重要視しています。陰陽のバランスが取れていればいいのですが、崩れたらいろいろな現象が起こる。その現象の一つが病いだとすると、それは陽の生命力と陰の邪気がぶつかり合っているからだととらえます。ぶつかり合いですから、生命力が勝てば病いが治るけれども、邪気が強ければどんどん進行していく。それなら、その邪気をどう叩くか、逆に生命力をどう強くするか。陰と陽を対立したものとしてとらえると、そういう考え方に自ずとなってきます。
もちろん、古代中国には、「一」の思想もありました。『准南子』『列子』『老子』といった書物を紐解けば、そこには天地人三才、天人合一など「一」の思想がいきいきと展開されていることがわかります。

そんな「一」の思想の流れを変えたのは南宋代に興った朱子学の力だといわれています。朱子学では、世界を構成する「気」には必ず存在根拠、法則としての理があるととらえ、そこから理気論という二元論が打ち立てられます。理気論を人間において展開すれば、気（気質の性）と理（本然の性）があるという二元論の捉え方になり、「一」の思想は後退していくことになります。

この朱子学の影響を受け、中医学の思想も、古代中国医学の一元的二元論から、現代中医学の考え方でもある二元論へと移行していくことになったのです。陰陽を二つの大元としてとらえれば、その対立と統一という考え方は必然的に出てきますが、それは一つの大元から陰陽という二つの様相が現れるという一元的二元論とは、似て非なるものであることは明らかです。

正気（精気）が勝てば活き、邪気が勝てば病いは進行し悪化し死に至る——正気（生命力）と邪気の闘争へ。これが中医学の思想の古代から現代への流れです。西洋医学の医学観ともどこか通じ合うところがあるのは、意外な気もしますが、文化の違いはあっても、「気」という本来一つのものを、正邪という二つの要素の対立としてとらえれば、結果として出てくる答えは洋の東西を問わないということでしょう。

気に正と邪があると考える思想と、正気も邪気も一つのものと考える思想では、やはり根本が違います。漢方では気はあくまで一つのもの、正気も邪気も一つとする思想ですから、一つの気から生まれてくる治癒力の現れが症状であるととらえます。それを応援するのが治療という考え方になるのです。治癒力を応援するときに正気を助けることと邪気を除くことの方技（手技など）が必要となるのですが、中医学と漢方の根本思想がこんなふうに違ってくるのは、その宗教思想・哲学的背景に、江戸期の日本の漢方医には禅宗のお坊さんが多かったから、といわれています。

一方の中国では、道教を学んだ人が伝統治療に関わっていたという話もありますが、禅僧が医者を兼ねるようなことはなかったようです。伝統医学を学んだ人でも、背景の思想を持たずにそのまま医者になった人には、中医学的に症状を起こしている邪気をどう叩くか、正気をどう助けるか、というような対処療法的な発想が馴染みやすかったのでしょうか。

個人的には、こうした日中の伝統医療観の違いには、言語の違いによる脳の感じ方の違いも影響しているようにも思います。中国語の文法は同じアジアの言語である日本語よりも、英語などヨーロッパの言語に近いことはよく知られています。さらに、朱子学以降からいくつかの要因が積み重なって、中国の伝統医学と日本の漢方が思想的に分かれていく理由になったのかもしれません。

日中の伝統医療の考え方の違いはこのぐらいにして、次は治療の道具である鍼についてお話ししましょう。

（注記）脳の構造については、角田忠信著『日本人の脳』が参考になります。脳の働きと東西の文化について詳しく触れられています。

鍼の伝統を未来へ

「鍼は昔、今ならメスを使うような
外科的な治療が必要なときにも、
ヒーリングのような効果をもたらすときにも使われました。
鍼一つですべての治療ができるように、と
役割に合うよう鍼の姿形が工夫されたのです。
そんな伝統が途切れてしまった残念な歴史も含めて、
古くて新しい鍼のお話を。」

中国・日本の伝統医療の代表的な二つの治療法である鍼《はり》と灸《きゅう》は合わせて鍼灸《しんきゅう》と呼ばれます。発祥は古代中国、起源は今から二千年以上前に遡ります。

古い時代の中国で使われていたという、九鍼《きゅうしん》と呼ばれる鍼があります。これは形の違う九種類の鍼をまとめた呼び名で、鍼の姿形や用途は現代にまで伝わっていますが、今は中国でも日本でも九鍼を使いこなす人はほとんどいなくなってしまいました。

鍼灸の専門家の集まりなどで私が「やってますよ」というと驚かれるぐらいで、現代では実用の鍼とはいわれていませんがこれを見ると、古い時代ほどさまざまなものが使われていたことがわかります。太かったり細かったり、長かったり短かったりと長さも形もさまざまです。

なぜこのように多様な鍼が使われていたのかというと、九鍼が考案された当時の医療事情が大きく影響していたのだろうと考えられます。外科治療用のメスがない時代です。皮膚の外側から鍼だけでいろいろな病いの治療をしなくてはいけない。さて、どうするか、という必要から、触れて治すための鍼、擦って治すための鍼、あるいは、深いところまで届かせるための長い鍼、刺して瘀血《おけつ》を除く（出血させる）鍼など、それぞれの目的に応じた独特の長さと形を持つ鍼が工夫されて、鍼治療の中で通りの治療ができるようになっていたと推察されます。

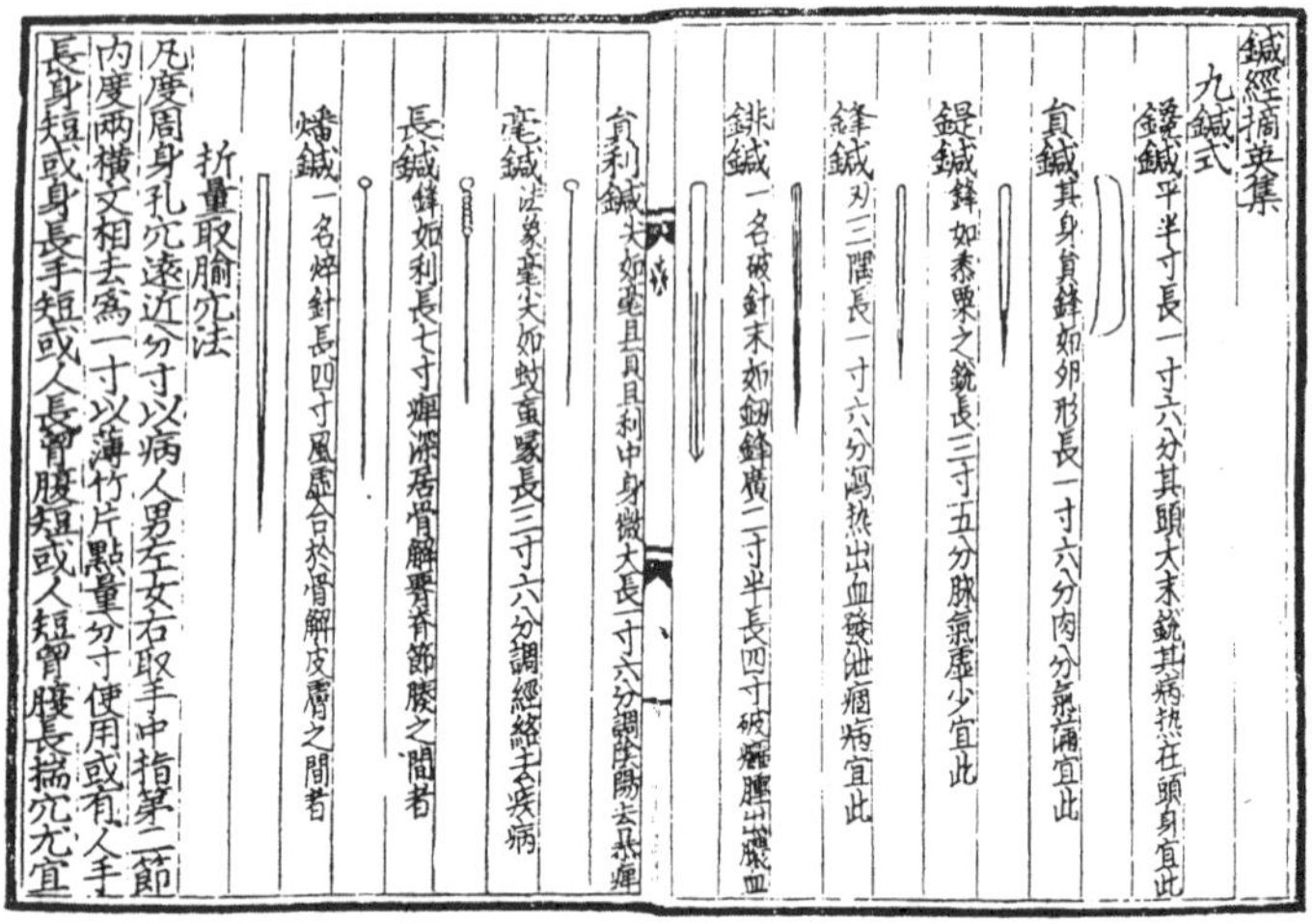

鍼經摘英集
九鍼式
鑱鍼平半寸長一寸六分其頭大末鋭其病热在頭身宜此
員鍼其身員鋒如卵形長一寸六分肉分氣滿宜此
鍉鍼鋒如黍粟之鋭長三寸五分脉氣虚少宜此
鋒鍼刃三隅長一寸六分瀉熱出血發泄痼病宜此
鈹鍼一名破針末如劍鋒廣二寸半長四寸破癰腫出膿血
員利鍼尖如氂且員且利中身微大長一寸六分調陰陽去暴痺
毫鍼法象毫尖如蚊虻喙長三寸六分調經絡去疾病
長鍼鋒如利長七寸療深居骨解腰脊節腠之間者
燔鍼一名焠針長四寸風虚合於骨解皮膚之間者
折量取腧穴法
凡度周身孔穴遠近分寸以病人男左女右取手中指第二節
内度兩横文相去爲一寸以薄竹片點量分寸使用或有人手
長身短或身長手短或人長胸腹短或人短胸腹長揣穴尤宜

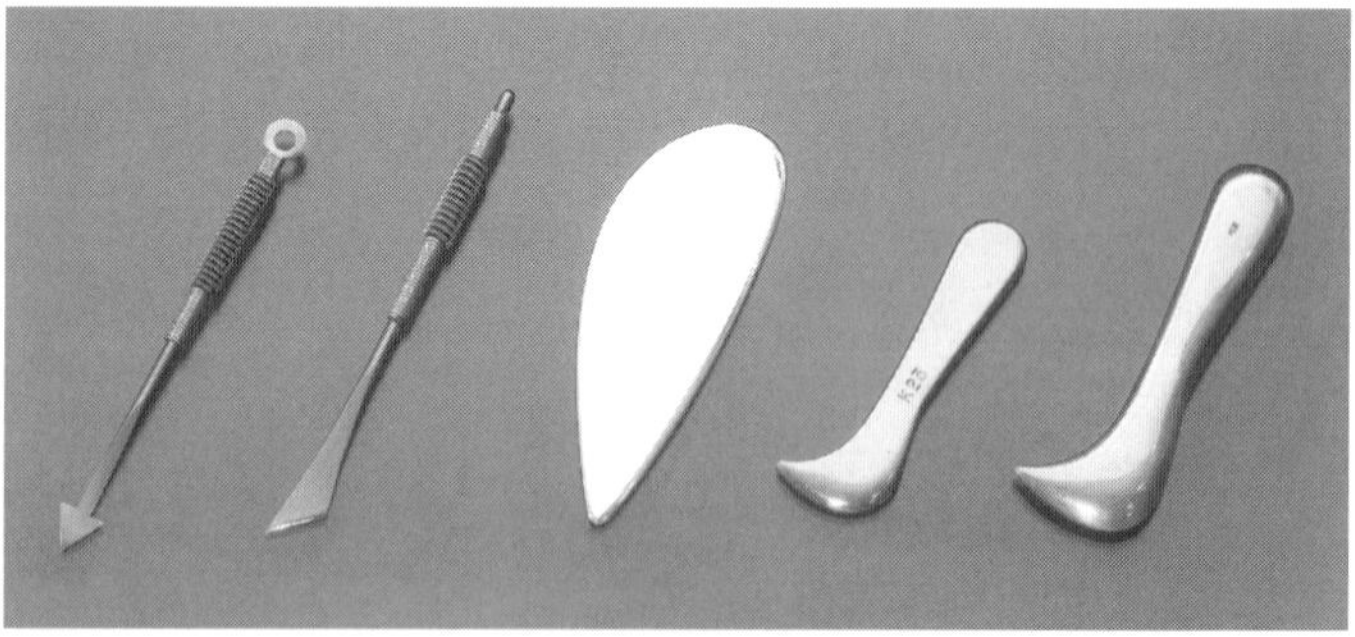

上：現存する最古の九鍼図（『鍼経摘英集』（元、作者不詳）
下：九鍼の一つ　鑱鍼（ざんしん）の形状
※写真は『ビジュアルでわかる九鍼実技解説』（東京九鍼研究会編／緑書房）より転載

古代中国で発祥した鍼灸の技術は、朝鮮半島を経由して、古代日本にも伝わってきました。平安時代の永観二年（九八四年）に著された『医心方』（全三十巻／写本は国宝として東京国立博物館に所蔵）という現存する日本最古の医学書がありますが、隋・唐医学を集成して著したといわれるこの書の中にはすでに鍼灸のツボや治療法も詳しく記されています。それも当然のことで、著者の丹波康頼《たんばのやすより》は、大宝律令下で制定された官位の一つである「鍼博士」を務めた鍼の医者でした。

その後、鍼による治療は、漢方医と和方医（和方は日本古来の医学のこと）によって受け継がれ、一般的に鍼の治療が行われるようになったのは、時代が下って室町時代から江戸時代のことです。

この時代に生まれた日本独自の流れの一つは、無分斎《むぶんさい》という禅僧が創始したといわれている経鍼《けいはり》を小槌で打ち邪気を払い正気を集めて五臓六腑を調整する鍼（打鍼）ですが、もう一つは盲人の医者が鍼を用いるようになったことでしょう。将軍徳川綱吉のお付きの医師も務めた杉山和一も盲人の鍼医者だったといわれますが、杉山和一が考案した管鍼法（鍼を鍼より短い管に入れて外に出た柄の部分を打ち皮膚に刺し入れる方法）は、今の日本でも広く使われている刺鍼法の一つです。

今の日本の鍼灸医が一般的に使っている鍼も、原型は江戸時代の鍼にあります。圓利鍼《えんりしん》という鋭い鍼や刺絡《しらく》に使う三稜鍼《さんりょうしん》などは、いまでも一部の鍼灸師が利用していますが、管鍼法は盲人の医者が使っていた細い鍼の一部が引き継がれた形です。その後日本で独自に発展した鍼があるのかと問われれば、中国から入ってきた細い鍼をより細く改良した鍼や、さまざまな形の鍼で皮膚をなでこする鍼はつくられましたが、見るべきものはないというのが正直なところです。古代の九鍼に見られるような、いろいろな形の鍼を使ってすべての治療をするというような鍼治療本来の世界からは、技も考え方も退化したというべきか、見方によっては、幼稚になってしまった感があるのは否めないことです。

時代が下るとともに細い鍼一辺倒になっていくこうした日本の鍼の流れに対して、多様な鍼を使う伝統をなんとか維持してきたのが中国です。九鍼全部を一人で使いこなせるまではいかなくても、「自分は長い鍼で」「自分は焼く鍼で」とか、

「自分は細い鍼を使う」といったように、鍼の選び方にはその人の考え方や個性が反映されていた中国の鍼の世界が、中国の近代化の流れの中で起きた大きな政治的事件（文化大革命）がきっかけとなって、その伝統が一気に失われてしまったのは残念なことです。

文革の前にも、九鍼の流れがあるかと思えば、普通の鍼を刺したシステムを大事にする流れに変わったりと、どんな鍼を重くみるべきかという考え方の変遷はあったのですが、最終的にやはり一番大きな影響を与えたのは文化大革命です。この嵐のような時代に、気功家の大家といわれた人はほとんど殺され、鍼でも力を持った人の多くは殺されています。殺されなかった人の一部は台湾に逃れました。

文革のあと、伝統医療の世界で大した人は残らなかった――というと語弊があるかもしれませんが、せっかくつないできた鍼の伝統が文革を境に切れてしまったことは事実です。文革を境に中国では、学院派といういわゆる大学の先生たちが――臨床家としての能力はさほどなかったのですが――臨床の主な現場を占めるようになって、鍼の選び方も変わりました。日中の鍼を比較すれば、中国の細い鍼は日本の一般的な鍼よりは太いとはいえるのですが、いろいろな鍼を使いこなすというよりは、細い鍼ばかりで治療する先生が増えたのです。

故賀《が》普《ふ》仁《じん》先生のように三通法といって毫鍼《ごうしん》、火鍼、三稜鍼など多種類の鍼を使いこなす先生は現在もわずかに残ってはいますが、九種類すべての鍼を使いこなす技術があり、治療の場において巧みに使い分けることのできる先生は、今の中国にもほぼいなくなってしまったのです。論理も漢方の弁証論治の考え方をそのまま採用してしまいました。

※補足になりますが、一九八四年に朱漢章教授により開発された「小針刀」は第二の革命鍼と呼べる画期的なものでした。氏が提唱した針刀医学は現在も大きな広がりを展開しています。

心ならずも残念な鍼の歴史についても紹介することになりましたが、ここにきて明るい展望も開けてきました。「せっかく伝統ある九鍼の治療術をこのまま絶やしてはもったいない」と、有志が仲間を募り、流派・学派を越えて鍼灸の可能性を追求する会を平成十七年に立ち上げてくれたのです。「東京九鍼研究会」といいます。私も微力ながら会長という役を引き受けて、九鍼の世界を後進の臨床家や学生のみなさんに伝えていきたいと思って活動しております。
※関心のある方はHPなどでご覧になって講座にご参加ください。

この九鍼の研究会はいわば鍼の世界における温故知新の試みといえますが、私はこれまでになかった新しい探求にも挑戦しようと考えています。その一つが鍼の材質の研究です。鍼の材質は古くは鉄が使われていました。その後、日本では桃山時代に、京都の鍼灸師であった御園意齊《みそのいさい》が金針と銀針を創製したことが知られています。今はステンレス製の鍼が主流ですが、鍼というのはその材質によって、カラダに対する作用が異なってくるのです。

たとえば、金は気を集める作用がもっとも強い金属です。カラダにとって金はもっとも異質な金属であるために、カラダが異物である金を排除しようとして気をどんどん鍼の元へ集めてくるのではないか、というのが私の仮説です。逆に、カラダに馴染むのはプラチナです。相性の原理からいえば、プラチナはカラダとの親和性が高い金属である、と考えることができます。

仮説の正否はさておき、こうした鍼の材質と作用の関係を上手に利用することによって、治療の効果をより的確に、より高めることにつながるのではないか、という思いから、「新しい鍼の素材があるとしたら何だろうか？」と考えているところに、前述の七沢賢治先生から「鍼の材質に隕鉄やシリコンを使ってみてはどう？」といただいたアイデアに閃きを覚えました。

隕鉄というのは、みなさんもご存知だと思いますが、鉄とニッケルでできた隕石です。限られた量しかない貴重な鉄です。七沢賢治先生は経験豊富な優れた刀匠に依頼して隕鉄を使った刀剣の製作をされたことがあり、その出来栄えは私も実見したことがあったのですが、鍼に使われた例は寡聞にして知りません。隕鉄の鍼は、世界ではじめての試みでしょう。宇宙の彼方から地球に届けられた隕鉄が鍼として、どんな作用と効果をもたらすことになるのか……。また、シリコンは99％以上の高い純度をもつケイ素を使います。人体にはもっとも親和性が高いと考えられます。

「鉱物のメノウもおもしろいかもしれませんよ」と、七沢賢治先生からは次々に新しいアイデアをいただいています。鍼の素材に鉱物を使うというのは意外ですが、それだけに挑戦をしてみたいという意欲が湧いてきます。

こうして思いを巡らせていくと、発想一つで伝統医学の世界にも新しい世界が開かれていくこと、未知の世界との出会いもあることを実感させられます。

温故知新と日々清新。伝統医学であるからこそ不可欠の両輪といえるのかもしれません。

第3章

病いの声に耳を澄ます

～病いはあなたへのメッセージ～

ストレスはどこにあるのか？

「ストレスも病いや健康と同じです。
もともと「ない」ものを「ある」と思いこんでいるから
「ストレスがたまる」のかもしれない……
そう考えてみると、
はっと気がつくことがたくさんあるはずです。」

「幽霊の正体見たり枯れ尾花」というみなさんもよくご存知の古い日本語の言い回しがありますが、枯れ尾花というのはすすきの穂のことですね。「怖がっているとすすきの穂まで幽霊に見えてしまうけれども、よくよく見ればすすきの穂だった、なあんだ……」という気持ちがうまく言葉になった句ですが、「よく見れば、よく考えてみれば、本当はこうだったんだ」ということは、日常によくあることなんだろうと思います。ここまでみなさんにいろいろな話題を通じて少しずつお話ししてきた現代医療のこともその一つです。

漢方の思想に触れたところでもお話ししたように、さまざまないのちを生み出す大元にある「気」を太極という「一」の世界だと考えて、「病いや健康というのはその一つのものがどのように現れるのか、その現れ方の違いなんだ」と考えるのが日本の伝統医療の見方です。その「一」の世界を私なりに言い換えれば「いのちの仕組み」という呼び方がいいかなと思っているのですが、いずれにせよ、こういう考え方を一度自分の中に置いてみれば、「病いというのも健康というのも実は同じものなんだ」ということが、むずかしい理屈を通さなくても素直に納得できる気持ちが湧いてきます。逆にいうなら、病いというのも健康というのも、もともとは「ない」もの、ということです。

現代人の口癖のようになっている「ストレス」というのも実は同じなんですよ、というと、「いやいや、先生、ストレスがたまっているのは確かなんです」と首を振る方が多いかもしれませんが、カラダの調子に何かを感じた人がそれを「ストレスとして受け取っているだけ」というのが本当です。

たとえば、カラダの調子に何かを感じてそれを「ストレスがたまった」と解釈した人は、こう考えるかもしれません。「じゃあ、週末は好きな山歩きをするか何か運動をしてストレスを発散しよう！」。そうやって月曜日にはリフレッシュした気持ちで会社に行くことができたとします。けれども、金曜日にはまたストレスがたまってきます。それをまた土日に発散して……とポジティブな解放をするのはいいけれども、そう何度も同じことは続きません。そういう繰り返しはあるところで終わってしまいます。結局、たまったストレスは根本的には消えない、ということになってしまいます。

そんなときに必要なことは何かといえば、自分がストレスだと感じたことの根本にきちんと目を向けることです。根本には、ストレスと感じさせる何かの問題があるはずなのです。その問題が解決しない限り、ストレスと感じる何かは何度でも生じてきます。「自分はなぜこの問題をストレスとして受け止めるのか」というように、その問題に目を据えない限り真の解決はできない、ということです。

こんな場面を想像してみてください。職場で同僚が突然、気にさわるような変なことを言い出したとします。それを受けて「なぜそんなことを言うの?」と思った瞬間に、口論が始まるでしょう。けれども、ふだんその同僚がどんな人か、どんな言動をする人かを思い出して、(ふだんはそんなことをいう人じゃないのにどうしたのかなあ?)と思ったら、「今日はどうしたの。なんかあったの?」という気遣いが自然に出てくるのではないでしょうか。そうすると相手の人も「いや、今日はちょっとね、自宅でこういうことがあってね……」とか、仕事が忙しく寝不足が続いていたからいらいらしていたとか、何か納得できる理由を話してくれるかもしれません。

理由を聞いて納得がいけば、はじめに感じた違和感はすっと消えていくはずです。ところがそうせずに、相手の言葉だけをまともに受け止めようとすると、「なぜか理解できない」という感情が残る——と、考えれば、なぜ「ストレス」というものが、発散しただけではなくならないのか、その理由はおわかりだと思います。多くの人がストレスだと感じていることの根っこにある問題、そこに本当の問題があるのですから、ストレスがあるかないか、という言葉にとらわれないで、その根っこにある問題に目を向けようとすることがとても大事なことなのです。

ストレスはもともと「ない」というのはそういう意味です。だれでも嫌なことやうまくいかない物事に出会ったら、何かを感じるものです。――中には「わたしはだいじょうぶです。嫌なことがあっても何も感じないしストレスなんかぜんぜんありません」という方もいますが、こういう方は自分で気がつかずに理性のベールで感情を抑えつけている場合が多いのです。このことの危うさについてはあとで改めて触れましょう。話を戻しますが、「何かを感じた」人が、その感じたことを「これはストレスというものだから、発散させてさっぱりしないといけない」と考える人は、そこにとどまる限り、何度でも同じことを繰り返すことになるし、反対に、「この感じが生まれてきた原因は何だろう？」というように根本を見据えようとする人は、多少苦労はするかもしれませんが、必ず根本的な解決へ向かうことができるはずです。

これは、カラダが病いという状態から本当の治癒のプロセスに入っていくときと同じです。病いの状態を生み出している根本の原因にはどういうことがあるのか。そのことに真剣に正面から目を向けていくと必ず、あることにみなさんも気がつくはずです。

「ああ、これはカラダが自分にこれまでの生活の仕方とか考え方を見直しなさいと教えてくれているんだ」――たとえばそんな思いに自然になれた人は、もう治癒のプロセスに入っているのです。「だから、病いというのは一つのメッセージなんですよ」と私はよくお話しします。いのちの仕組みからみなさんへのメッセージ、それが病いなんですよ、と。

次は、この病いからのメッセージについて、少しお話ししましょう。

怒りと口内炎

辛い料理を食べたから？
寝不足が原因？
そうかもしれませんが、それだけではないかもしれません。
口内炎という小さな病いが教えてくれること。
考えてみましょう。

「病いになるのも悪いことばかりではないんですよ。病いにはいのちの仕組みがみなさんに伝えたいメッセージが含まれているんです。そのメッセージをちゃんと受け取れば、病いになる前よりもっと人生が豊かになるはずですから」

私は治療の場でも講演などでも機会があるたびにみなさんにこういう主旨の話をしています。そうはいっても、一般的な病院での治療しか知らない方の多くは、病いというのは退治すべきものであって症状が治まったらそれで終わり、と思い込んでいますから、すぐには頷いてくれませんが、そういう人でも「病院に行ってもなかなかよくならない、どうしたらいいだろうか？」と思い悩んでいるときに、私の話を聞くと「もしかしたら、そういうこともあるのかもしれない……」と、耳を傾ける気になってくれるようです。

この話をするとき、私はいくつかの病いを例に出して、その病いからどんなメッセージを読み取ることができるのかを簡潔にお話しするのですが、よく例に出す病いの一つがこれです——口内炎。

みなさんも時々経験することがあるのではないでしょうか。唇や口の中にいつのまにか赤い腫れができているなあと思ったら、たいていは口内炎の前兆です。炎症が進むと舌が触れただけでも尖った痛みが走り、楽しいはずの食事も楽しめなくなってしまいます。その意味では厄介な病いですが、重くなることは少なく、時間の経過とともにたいていは徐々に治まっていきます。痛みがなくなれば、口内炎に悩まされていたこともすぐ忘れてしまうのが人間です。「痛みがとれて赤みもなくなった。もう治ったんだ」——そう思いたい気持ちもよく理解できますが、こういうときこそ、「本当に根本の問題が解決したのかな?」と自分に問いかけてみると、意外なところに本当の原因があったことに気がついて、パッと世界が開かれるような気持ちにもなるかもしれません。

口の中やその周辺に炎症ができるというのは、そのこと自体に一つのメッセージがあるのだなあということを、私は自分自身の臨床の経験からも教えられてきました。口に限らず、肉体の部位にはそれぞれ役目があります。

その役目は、カラダにあらかじめ備わった力によって(それがいのちの仕組みやいのちのネットワークと私が呼んでいる力です)、肉体の他の部位だけでなく、感情や意志といった他の階層のカラダとも連携をとりながら果たされるのですが、何かの理由でこのいのちの仕組みの働きが十分に発揮できなくなったとき、カラダはそれを感知して元のよい働きに戻そうとします。

それが自然治癒力の働きと呼ばれるもので、これまでも何度かお話ししているように、自然治癒力が発動すると、それが痛みや熱のような、いわゆる病いの症状となって現れ、私たちに「どうもカラダの調子が狂っているようだから、いま改善に取り組みましたよ」と教えてくれるのです。痛みや熱という病いの症状がメッセージである、というのは一つにはそういう意味があります。

では、なぜこの痛みや熱という病いの症状が口の中やその周辺に出るのか？口内炎の場合、そこが考えるべきポイントです。なぜ耳や鼻ではなく、口に炎症が起きたのか？と、考えていくと、口というカラダの部位の役目とどうも関係がありそうだ、とつながってきます。

みなさんも考えてみてください。口はどんな働きをするカラダなんだろう？と。
口は調子がよい時は本当によく働きます。食べ物や息の元になる空気を取り入れるときは入り口になり、息を吐くときや言葉を発するときは出口になる。ところが、口内炎ができるとよく働く口の動きにブレーキがかかってきます。食べたり話したりした拍子に炎症に何かが触れて痛みが走ることが続くと、だれでも「口は重く」なるものですが、そこに理由があるとしたら、どんなことが考えられるでしょうか。

たとえば、あることがきっかけで自分の中に何か受け入れがたい気持ちが生まれてきたとしましょう。受け入れを拒否したいという気持ちです。家族や親しい友達との間に行き違いがあったときのことを思い浮かべてみれば、わかりやすいかもしれません。こういうとき、受け入れがたい気持ちの元にあるのは、多くの場合、怒りです。怒りの気持ちを正直に相手に伝えれば、気まずいことになるのはわかっているからなかなか口に出せない。かといって、自分の中で怒りを解消することもできない。怒りの言葉はノドまであがってきているんだけれども、口のところでかろうじて抑えて飲み込んでいる……そういう状態が長く続くと、カラダの中でその気持ちを具体的に表そうとする働きが出てきます。怒りをそのまま出すわけにはいかないなら、何か別の形で表さなくてはいけない。そうなってくるのです。

では、どこにその働きが出るかというと、一つは胃です。何か心配事や納得できない気持ちがあるとき、食欲がなくなるのはそういうことです。先にお話しした階層でいうなら、第三階層で受け入れ拒否の考え方がでます。そうしますと感情や情動の階層である第二階層に受け入れ難い感情が生まれて第一階層の肉体（胃腸）に影響を与えるのです。こういうときは、ストレスのところでもお話ししたように、胃腸薬のような対症療法では食欲は一時的にしか戻りません。根本にあるのは受け入れ難い気持ちです。その拒否の気持ちがどこから生まれたのか。そのことを直視すると回復の兆しが見えてくるはずです。

同じ拒否の気持ちでも、さらに強い感情、猛然とした怒りの気持ちが強く出てきたときにはどうか？　この場合は胃ではなく口に問題が生じることが多いのです。怒りを言葉のエネルギーに換えて口から吐き出したい。けれども、素直に出すことができないから、口の中にその怒りのエネルギーが溜め込まれます。そうすると、怒りは熱ですから、口の中に赤い炎症としてその怒りが表現しようとする働きが生まれていく……口内炎という病いになるのは時間の問題です。

もちろん、口内炎が出てくる原因は一つではありません。炎症というのは体内にたまった熱を外へ出そうとする治癒力の発動によって生じる現象ですから、たまたま食べてしまったとても辛い料理が口の中を過剰に刺激してしまったために、治癒力が盛んに働いた結果として起きてくる場合もあります。
　こういう場合は第一階層である肉体の問題ですから、刺激のある食べ物をしばらく控えているうちに自然に症状も治まってきます。ただ、いつもは辛いものを食べない人が「なぜかこの時だけ辛いものが食べたくなった」のだとしたら、他の原因を疑ってみたほうがいいかもしれません。たまった不満やもやもやした気持ちを発散させようとして、辛い料理をいつも以上に食べてしまうケースもあるからです。口内炎が「辛い料理を食べたくなった理由を考えたほうがいいよ」と教えてくれているかもしれないのです。

　拒否の気持ちが大元にあってそれがカラダの不調として現れてくるという点では、アレルギーにも同じことがいえますが、病いが私たちに伝えようとしているメッセージには、ふだんの自分の意識（顕在意識）ではとらえられていない問題が含まれていることがよくあります。そういう意味では、病いというのは、賢い愛犬のような存在かもしれません。主人が危ない橋を渡りそうになっているときに、そのことに先回りして気がついて、言葉の代わりに痛みや発熱という力を使って止めようとしてくれているのが病いなんだ――そんなふうに考えることができるようになれば、「病いは退治すべきもの」という思い込みも、だんだん変わってくるかもしれません。

耳が「聞きたくない」と考えた理由

「急に耳が聴こえにくくなった。
急に足に痛みが出て歩きづらくなった。
検査をしても原因がわからない……
こんなときもまず、
病いからの〝声〟に耳を傾けることから。」

「先生、最近、急に耳が聴こえにくくなって困っているんですよ。難聴になってしまったんでしょうか?」

こういう方がときどき来られます。それまでふつうに聴こえていたのに、ある時を境に急に耳が聴こえにくくなった。生まれつきの障害があるわけでも、加齢によって機能が低下しているわけでもない、とすれば、まず疑われるのは突発性難聴でしょう。このあたりは西洋医学の医師でも伝統医学の治療家でも同じように考えるだろうと思います。私もそう考えます。

耳が急に聴こえにくくなれば、だれでもやはり不安になります。仕事にも差し支えがでるでしょうから、「先生、治るんでしょうか?」と心配そうに訊ねる方が多いのもよくわかります。みなさんの中にも同じ悩みの方がいらっしゃるかもしれませんので、先に結論から言いますが、私はいつもこうお話ししています。「人によってかかる時間は違いますが、だいじょうぶ、必ずよくなります」

さて、みなさんにお伝えしたい話はここからです。

病いには必ずメッセージがあるんですよ、ということを前節でもお話ししました。突発性難聴にも何か大事なメッセージがあるはずです。耳は突発性難聴という病いを通じてその人に何を伝えようとしているのか。みなさんはどう考えるでしょうか?

たとえば、一般的な病院でこう訊ねてみたとします。

「先生、私が突発性難聴になった原因は何なのでしょうか?」

もし私が西洋医学の医師だったら、こう聞かれると、少々言葉に詰まってしまうかもしれません。というのも、突発性難聴の原因は、現代の西洋医学では「よくわからない」とされているからです。西洋医学の得意分野である検査の技術がこれだけ進んだ時代に、難聴の原因がわからないというのも不思議に思われるかもしれませんが、突発性難聴の場合、音波が伝わっていく耳から脳へつながる回路をいくら検査してみても具体的な不具合は見つかりません。そこにこの病いの特徴があるのですが、検査では原因がよくわからないのですから、どう説明するかはその医師の考え方次第ということになります。

あるいは、その医師が医学の枠を超えて勉強されている方なら、親身になって難聴になった頃の事情を聞きながら原因を探ってくれるかもしれませんが、しかし、そういう医師は現代の日本では少数派です。多くの場合、薬を処方してもらって経過を見る、ということになるでしょう。応急処置としてはそれも一つの手だてですが、「本当の原因はどこにあったのか」という疑問はずっと解決しないまま残り続けます。根本の問題が残っているうちは、再発する可能性も当然あるわけです。

と、考えてくると、やはり、病いが教えてくれようとしているメッセージについて、真剣に考えなくてはいけない。さてどう考えるか――というときに非常に役に立ったのが、すでにお話しした七沢賢治先生から教えていただいた人体を階層としてとらえるという見方です。突発性難聴の「急に聴こえにくくなった」という症状は、肉体の階層で起きている問題だけれども、肉体のレベルに障害がないとすれば、他の階層の問題がきっと影響しているはずだ。だとしたら、どういうことが考えられるだろうか……と推察を重ねていくことで、あるときから、突発性難聴を引き起こす原因の理解と整理が明快にできるようになりました。

「聴こえにくくなった」というのは、そうなったほうが楽だという耳の〝声〟ではないか、と考えれば、聴こえてくる音のほうに問題があるのではないかという仮定も成り立ちます。

「そういえば、職場の上司と合わなくてずっと困っていたんです。そのうち声を聞くのもイヤだ、鬱陶しいと思うようになって、気がつくと難聴になっていたんです」

ある方は、「音が聴こえにくくなる前に何か気になることがありませんでしたか？」と私が訊ねると、こう答えてくれました。上司の声を聞くだけでイヤな気持ちになるから、聞きたくないと思った。そういうのです。

カラダは正直です。上司の声を聞くとイヤな気分になるという感情の層からのメッセージと、だから上司の声を聞きたくないという意志の層からのメッセージを耳は素直に受け入れたのではないでしょうか。「じゃあ、耳としても声が聞こえなくなるように協力しよう」——耳の決断を代弁すればこういうことではないかと思います。いのちのネットワークが連携して、この人の望みが叶うように、上司の声が聞こえにくいようにカラダの仕組みを変えた、ともいえるかもしれません。その変化は、肉体のレベルだけで起きたことではありませんから、西洋医学的な検査をいくらしたとしても、原因を見つけることができないのも当然といえば当然です。

逆にいえば、肉体面ではとくに問題がないわけですから、根本の問題にその人が気がついて、何とか解決しようと心構えを変えれば、耳も〝やる気〟になってきます。耳が「上司の言葉でも何でもちゃんと聞くよ」と前向きになってくれれば、回復への道を歩き出したも同然です。実際、急に耳が聴こえにくくなったことの不安が薄らいで、根本の問題に気持ちが向けられるようになると、暗かったトンネルにパッと光が差し込んでくるように、状態が好転してくるケースも珍しくありません。

こうした人間関係の中で生まれてくる否定的な感情が引き金になる病いは難聴だけではなく、他にもあります。

あるとき、急に歩けなくなって一週間経つという方がご両親に抱えられて来られたことがありました。三十歳ぐらいの男性です。以前はふつうに歩けていたのですが、急に股関節や膝に痛みが出て歩けなくなってしまい、会社も休んでいる。事故にあったわけでもないので原因がわからない。どうしたらいいか悩んでいる――そういう話です。

実は、この方が治療院に入って来られたときすでに私にはその原因がわかっていました。とはいっても、いきなりそのことを切り出すことはできませんから、一通り軽く鍼治療をやったあとに「職場はどんな様子ですか？」と話を向けてみたのです。

案の定、相当にきつい働き方をさせられていたようでした。朝の八時から夕方六時までという本来の契約が、実際は朝六時に家を出て深夜十二時過ぎに家に帰るという毎日。大変な労働を課せられていることを上司に相談しようか、でも妻と子どもがいるのでもし首にでもされたら困る、と悩んでいたのです。

上司の話を「聞きたくない」という否定的な感情が高じて突発性難聴になった方と根本にある問題は同じです。過酷な労働をさせられる会社へ「行きたくない」というその人の気持ちに足が協力した、と考えればよく理解できます。鍼だけで根本的な治療ができる問題ではありませんから、大事なのはこの人の気持ち一つと考えて、私も一歩踏み込んでこんな提案をしてみたのです。「もしあなたが言えないなら私がその上司にかけあってみましょうか」と。

そこまでいわれてその人も覚悟を決めたのでしょう。まもなくして、上司と話をしたところ、最初の契約通りでいいという承諾をもらい、そして、そのわずか一週間後には職場復帰もできたという嬉しい報告が届きました。

仮に十日ぐらいでだいぶ楽になっても、このときに職場の改善がなければ、「そろそろ復帰ですね」と言った途端に第三階層の「行きたくない」という感情が思い出され、急に再発してしまうことにもなりかねません。

両親に抱えられなければ歩くことすらできなかった人が、気持ちを前向きに変えてそれを行動に移したら状況も変わり、一週間でふつうに歩けるまでに回復したようになったのですから、カラダとは実によくできているものだと感心させられます。同時に、病いというものが伝えてくれるメッセージの確かさにも感銘を受けた印象深い出来事の一つです。

がんは「生き方」を問いかける

「がんを経験しながらも
元気に日常生活を送っている人たちを見ていると、
思うことがあります。
人生を前向きに考えさせる力。
がんはそういう力を持つ病いなのかもしれないなあ、と。」

なぜ自分がこんなに苦しい目に遭わなくてはいけないのか。わたしが何か悪いことをしたんだろうか?――苦しいことに思いがけず遭遇したとき、最初はだれでもこんな騒がしい気持ちになってしまうかもしれません。それが病いだったというとき、それもがんのような聞いただけで気が重くなるような病いだったときはなおさらでしょう。

「先生は病いには必ず意味がある。そこにメッセージがあるといわれますけど、それは結局、病いの原因は自分の中にある、自分のせいだ、ということでしょうか？」

私のところに来られる方にもこう聞かれることがあります。ちょっと腑に落ちない、という表情がその方の顔に浮かんでいます。いや、そんなことはありませんよ、病いになるのはいろいろな要因が絡んでいてね……と、曖昧に答えてあげたらいいのかもしれない、とは一方では思うのですが、それが気休めにしか過ぎないこともよく知っていますから、言葉はやはり大事に、正直に使うほうがいい結果につながる——こころの中でそうつぶやきながら、私も真剣にこうお話しします。

「なかなか最初は受け入れがたいかもしれませんけれどね。他の誰かのせいでこうなったとか、運が悪かったとか、そう考えるよりも、この病いは自分に何かメッセージを伝えようとしている、生き方を見つめ直しなさいと教えてくれているに違いない、そう思ったほうがあなたのためには間違いなくいいことです。そう思えたら、必ず、あとで病いに感謝するときがやってくるはずです」

以前、乳がんで片方の乳房を切除する手術をした方が来院されたことがあります。手術のあとは抗がん剤をやったけれども、半年ぐらい経ったらまた調子がおかしい。肝臓にがんが見つかり、病院では抗がん剤をすすめられたが、それでは良くならないと感じて、知り合いを通じて私のところへ来られたのです。

最初に電話でその方と話をしたとき、私に何をしてほしいかと訊ねると、「生き方を教えてほしい」という言葉が返ってきました。手術や薬で病いを退治するという考えからはもう離れて、自分の生き方を見直したい、というのです。

それなら、とお会いして話を聞いてみると、姑さんへのいわゆるうらみつらみが次々に出てきました。結婚して以来、姑さんにいじめられっぱなしだったらしいのです。

「それなら、姑さんへのネガティブなその感情を全部吐きだしてみたらどうですか。不満でも恨みでもいいですからその思いをありったけノートに書いてみてください。〝こんな人死んじゃえばいい〟ということだって書いていいですから」と、私が促すと、「そうします」と言ってその方は本当に姑さんへの想いを正直にすべて出し切るまで書いたのではないかと思います。

ネガティブな感情というのは、顕在意識の理性ではなくなったと思っても、潜在意識には根強く残っているものです。そういう理性ではコントロールできないネガティブな感情も、文字にのせて具体的に外に出せば、自然に薄れていき、否定的な気持ちをすべて書き切ったあとは、冷静な気持ちに戻って物事を考えられるようになります。

頃合いを見計らって「さて、どうでしょう。いまは姑さんの気持ちをどういうふうに感じますか？」と聞いてみました。すると、返ってきたのはこんな言葉でした。

「彼女も寂しかったんですよね。私をいじめることによってどうにか生きながらえてきたんだとわかりました。こんなに寂しかったのかと涙がしばらく止まらなくて……」

吐き出す前は殺してやりたいほど憎らしいと思っていた気持ちが一変して、今度は「寂しかった姑さんのためになんとかしてできることをしてあげたい」という気持ちにもなったのです。すると、不思議なもので、きつかった姑さんも気持ちを合わせたように同時にやさしくなったんですよ、とはあとで聞いたことですが、これはユングのいう共時性を思い起こさせます。

それから三週間ほどして、再来院してもらいました。病巣が残っていれば、診察をしたときに私の中に嫌な感じが残るのですが、それが感じられないので「これならがんが消えているかもしれないですよ」と伝えました。検査の結果は、期待した通り、「がんが消えていた」という朗報でした。

私も嬉しく思い、「よかったですね。がんのおかげであなたは神をつかんだんですよ」と言ったのですが、実はこの方はがんとわかるだいぶ前から、心の葛藤を救ってほしいためクリスチャンになっていたのです。ところが、実際に自分を救ってくれたのはそういう外にいる神様ではなくて、自分自身の力だったということがわかって——私が神をつかんだと言ったのはそういう意味です——これを機に宗教からは離れたとのことでした。

この方の場合、自分の中の姑さんに対する憎しみやうらみつらみをすべて吐き出していくうちに、利己的な感情を生み出す自我領域が一気に消えたのだと思います。そして、「お義母さんもこんなに苦しくて悲しくて寂しかったのか」ということがまるで自分のことにようにわかり、それが涙になった――やはりここが治癒力が発動する大きなポイントだったのだと思います。

○

がんの患者さんから教わったことは他にもいろいろあります。

いまお話しした方のようにがんそのものが消えた人や、がんは残っていても元気に日常生活を送っている人たちを見ていると、意識の中で大きな変化が起こったのではないか、と思うことがよくありました。がんになったことをいつまでもくよくよしたり、人生に絶望したり、ということがないのです。むしろ、がんのおかげで、大きな気づきのようなものを、みなさん一人ひとりが得たのではないか――そんなふうにも見えるのです。

もちろん、これまでお話ししてきたように、どんな病いからも得る気づきはあります。たとえば、風邪なら、ふだんの生活に目を向けさせるような気づきを与えてくれます。「熱がどうして出たんだろう？　ふだん不自然な生活をしていたために汚れた血液を、自然治癒力でもって浄化するために熱を出していたのかもしれない」という気づきは、食事や生活の仕方を見直す機会になるはずです。

そうはいっても、ふつうの風邪では生死にかかわるところまではいきません。気づきのレベルは比較的浅いところにとどまります。しかし、病いから回復する人が増えているとはいえ、がんという病いは、現代においてもまだ「生きるか死ぬか」を突きつけられる病いの一つです。命の根源に関わる深いメッセージを伝えることができる病い、それががんという病いの重みであり、ある意味、病いの持つ役割でもあるのではないか、と私は考えます。

がんが持つ命の根源に関わる深いメッセージ、といいましたが、それがいったい私たちに何を伝えようとしているのか？　それを一言でいうならこういうことだと思うのです。

自分という人間が何によって生きているのか、自分のいのちは何によって支えられているかを気づかせてくれること、それががんという病いが伝えてくれる最高のメッセージではないか、と私は思うのです。

ふだん、私たちは自分に非があると知っていてもなかなか自分を変えるまでには至りません。病気をしても風邪ぐらいでは、生活習慣を変えようと思う程度で通り過ぎてしまいます。ところが、がんになったことを知ると、よほどの楽天家でない限り、自分の死について考える時間を持つはずです。死を考えるということは、自分のこれまでの生を振り返り、これからどうやって生きていくのかを考えることと同じです。

さて、自分の生き方はこれでよかったのか。これからもこのままでいいのか？――そう本気で自分に問いかけたとき、やってくる思いは人それぞれでしょう。ある人は、なぜか気になる友人のことが思い出されるかもしれません。そして、「これまで自分はあいつを嫌な人間だと思っていたけれども、実は、自分がもともと内面に持っていたものを気づかせてくれるために、嫌な役をやってくれていたんだ」というこころの奥底からその響きに呼応するようにさまざまな人の姿が思い浮かんできて、こういう思いに満たされるかもしれません――「自分は自分自身の力で勝手に生きているように思っていたけれども、本当は与えてもらったいのちの力によって生かされているんだ……」

こういう思いがカラダの奥底から熱く湧き上がってきたとしたら、その瞬間に人は変わります。それは、その熱く湧き上がってきた思いが深い命の根源と触れた気づきだからです。そして、その瞬間から、いのちの仕組みは治癒の力を発揮し始めるのです。

ですから、「がんは怖れるものではなくて、自分が気がつかなかった大切なメッセージを伝えてくれるものであり、そのことに本当に気がついたとき人は変わることができるんですよ」ということを私は今も機会があるたびにみなさんにお話しするようにしているのです。

はじめに紹介した姑さんを憎んでいた人も、憎しみから解き放たれて感謝の気持ちに満たされた瞬間から、その方にとってはがんがあるかどうかは大きな問題ではなくなったはずです。結果として、がんが消えたことは、「やっぱり、自分が変わったらこういうことが起きるんだ」ということを証明してもらったようなことですから、そこで湧いてくる感情というのは、がん細胞への自然な感謝の気持ちの他にはなかったのではないでしょうか。感謝の気持ちは、病いと自分は切り離されているものではなく、「つながっているんだ」ということがこころの底からわかったときに生まれてくるものでしょう。

人の肉体といういのちには限りがあります。がんにならなくてもいつかは死を迎えます。がんになったことで人生に絶望したり、いつまでもくよくよするのはどうでしょうか。それより、がんになったことで、そうならなければ気づくことができなかった「命の根源に関わる気づき」を得る人生のほうが、よほど豊かなものになるような気が私はします。

がんになったことから、生きるということのかけがえのなさ、いのちに対する感謝、そして病いというものが自分そのものであるということを本当の意味で知ることができた人は、もしかしたら、幸運な人なのかもしれないと思うのです。

認知の病いには魂の声が響いている

「なぜ人は認知症になるのか？
肉体の病いという場所を超えたところから
見える景色のこと。
魂の必要ということ。
私が思うことをお話しします。」

時代が変わると、人生の悩みごとも変わってきます。

長寿はおめでたいこと、お祝いするもの——一昔前ならそれだけで済んでいたことが、いまはそう願うこころの片隅に、「おめでたいで済めばいいけれど……」という心配の雲が湧いてくる時代です。

ご高齢の家族がいる方の大きな心配ごとの一つはやはり、認知症にまつわることでしょう。

「高齢の母が（父が）認知症と診断されたのですが、どう対処していいのか……」――私のところにもご家族の介護をされている方が相談に見えることがあります。同じ経験をしている者として、みなさんの切実な気持ちを共感を持って受けとめながら、「認知症という病いが私たちに伝えようとしているメッセージにも耳を傾けられたらいいですね」とこころの中で願いながら、お話を聞くようにしています。

一緒に暮らしていた父の晩年、認知症の兆しが出始めた頃のことを思い出します。ささいなことですが戸惑ってしまうことはいろいろありました。たとえば、私が仕事先から帰ってくると、待っていたように父がその日一日の出来事を事細かに紙に書いて説明をしてくれるのです。現役時代、教師をしていた几帳面な父らしいことでしたが、その報告を聞くだけでもある程度の時間はかかります。ようやく話を聞き終わって「今日はそういう日だったんだね、わかりました」といって立ち上がり、自分のことをしようと思うと、「今日はね、こういうことがあってね……」といま聞いたばかりの話がすぐ追いかけてくるのです。

一度や二度ならいいのですが、毎日こういうことが繰り返されると、疲れている日もありますから、わかっていてもこちらの気持ちに余裕がなくなってしまうものです。わが父のことながら、さすがに「これは困ったなあ」と悩みながら思案した時期があったのですが、それまでの自分にあった常識をいったん棚上げして、認知症とともに生きている父の行動をありのままに体験しようと考え、その新しい現実を味わっていくようにしてから、ストレスを感じることはほとんどなくなりました。いま振り返れば、この父と暮らした日々が、認知症という病いが伝えようとしているメッセージを理解するよき手助けになってくれたことに感謝の思いが湧いてきます。

こういう実体験もありますから、「認知症の家族にどう接したらいいのでしょう？」と相談される方へお話しすることも、あまり事細かなことにはなりません。いつもはだいたいこういうふうにお話をします。

「大変なことはたくさんあると思いますが、できるならどんなことでも〝そうなんだね〟と気持ちを開いて受け止めてあげてください。〝必要があってしていることなんだ〟と思ってあげてほしいのです」

認知症になった方が「必要があってそうしている」という私の言葉をどのように理解していただけるかは、相談に見える方の医療観や人間観、もう少しいえば、いのちというものをどう考えるかを表す死生観とも関係してくることです。ですから、言葉だけでうまく説明できるのかどうか、心もとなくも思いながらお話ししているのですが、たとえば、西洋医学の見方しか知らない方にとっては、認知症は一つの病いです。そういう方は、とりあえず薬でもなんでもいい、症状さえ抑えられればいいんだ、と考えるかもしれません。人間のいのちをどう見るかという、それも一つの見方でしょう。しかし、その人間観はいつかは自分に返ってくるものです。他人のいのちのあり方を、使い勝手のいい道具のようにやりくりしようと考えたことは、自分が逆の立場になったとき、そのまま返ってきます。

それも仕方がないと納得できるか、自分はそうならないから大丈夫と考えるか。そこは人生観の領域ですが、この広大な宇宙が一三八億年という壮大な時間をかけてつないできたいのちの仕組みの一つ、それが私たち一人ひとりのいのちなのですから、そのいのちが終わるときに現れる病いの形も、何かしら意味があること、必要なことなんだと考えるほうが、きっと私たちの人生を豊かにしてくれるはず、と私は思うのです。

なぜ人は認知症になるのか？

この問いに西洋医学は、脳になんらかの障害が起きたために認知機能が変調をきたすからだ、と答えます。脳の障害は、事故や脳梗塞など他の病いが引き金になったり、脳そのものの萎縮などによって起こる。起きた障害は、取り除ける場合は取り除き、萎縮などの進行も止められるなら止めましょう、というのが西洋医学的な治療の考え方です。これは固体場・液体場に限定した因果関係の読み解きである、ということはこれまでもお話しした通りですから、それはそれとして、私が「認知症の人は必要があってそうしているんですよ」とみなさんにお話しするとき、私の脳裏に浮かんでいるのは、実は〝そこではない場所〟から眺めるときに見えてくる景色なのです。そこは、みなさん一人ひとりが生まれたときから、いのちの仕組みの根源に輝いている「魂」が宿る場所といったらいいでしょうか。

私の父は現役時代、教師だったと先にお話ししましたが、職業と認知症の間にはやわらかな相関関係を見てとることができる、という説があることは、介護の仕事をされている方はよくご存知でしょう。晩年になって認知症を患った方の現役時代の職業を調べてみると、学校の教師や公務員のように、社会的なルールを遵守することをつねに求められる職業の方が少なくない、そういわれています。

もちろん、教師や公務員を務めた方の中にも生涯認知力が衰えない方はたくさんいます。逆に、他の職業に就いていた方の中にも認知症になる方は当然いますから、職業と認知症の相関関係はあくまで一つの傾向であるということ、そのことを踏まえたうえで思うことは、父も教師をしていた頃、本当は他にやりたいこともあったのかもしれない。ときには羽目を外したいと思ったかもしれない。そうはいっても、教師である以上、なかなかそうもいかなかったんだろう、理性で魂の声を抑えこんでおかなくてはいけない時間が長かったのだろうということです。

さらにいえば、両親に甘えたい気持ちを抑えていい自分を演じてきたという父の幼少時の体験も重なっているのだと思います。息子の私が父の両親の代わりとなり、父のトラウマ解消の役割をしたというわけです。

いまとなっては、私の胸のうちで空想するしかないことですが、「社会的なルールを遵守することをつねに求められる職業」に就いている方の多くはおそらく、自分がやりたいことよりも、やるべきことを優先して来られたのではないかなと思います。こういうことをやりたい、やってみたいという思いは、その人が本来持っている魂からの声ともいえるものだと思いますが、それは社会性をつかさどる理性の声と、往々にしてぶつかります。

ぶつかってもその思いを素直に出せる人もいますが、「社会的なルールを遵守することをつねに求められる職業」を選んだ方にはそれはなかなかむずかしいことでもあるでしょう。結果として、魂からの声は理性の声という鎧をまといそれに従うのだけれども、晩年になり理性の縛りが弱くなると、そこまでためこまれたエネルギーが社会性の枠を超えてあふれてくるようになる——。

西洋医学にせよ伝統医学にせよ、今の日本の医学の世界に、「うちでは魂の病いを扱っています」と明言するところがあるかどうかわかりませんが、この世には「魂」という名前でしか呼べない「いのちの源」があるということ、その考えは大昔から現代に至るまで引き継がれてきていることは確かです。

「魂の抜け殻」という言い方がありますが、ここには人間というのは肉体だけで生きているのではない、という昔から受け継がれた考え方があります。肉体には魂が宿ってはじめて人間らしく生きられる。魂が宿ることで、活き活きとした感情や、強靭で美しい見事な精神が発揮されるんだ、という人間観です。

その意味では、人間のいのちの源にある魂というのは、太陽の光のようなものかもしれません。太陽の光が燦々と降り注ぐことによって、地球上のすべてのいのちが息づくように、人間も本来持つ魂の力が十分に発揮されてこそ、精神も感情も活き活きと働くものなのだ――そんなふうに私は思うのですが、この場所に立って辺りの景色に目をやれば、認知症というのも、魂の声を長年抑え込んで生きてこざるを得なかった人が、晩年になってようやくその魂の声を解き放つことができるようになった、その魂の声なのかもしれないなあ、としみじみ思えてくるのです。

認知症からのメッセージは、宇宙の根本から私たちのいのちが預かった魂の物語でもあるのかもしれません。

潜在意識の力は侮れない

「なぜ、あの人はこんなことをしたのだろう?
なぜ、あんなことを言ったのだろう?
そんな疑問がふとやってきたとき、考えてみてください。
これはあの人の意識場から
わたしへのメッセージなのかもしれない、と。」

病いと呼ばれるようなカラダの状態は、必ずしも固体場・液体場(肉体)の不調としてはっきりと現われるわけでなく、精神や行動の不安定さとなって出てきたり、あとで「そうだったのか」と気づかされることもよくあるものです。

自分では病いの状態にあるとは思っていなかった。周囲の人たちも同じようにみていた。ところが、あるとき、思いがけなく起きたことによって、「そうだったのか、あの人は実は内面に何か深い問題を抱えていたんだ」と、あとから気がつく……こういうケースは、精神の病い、こころの病いと一般に呼ばれるものですが、このような病いの根本原因はどこにあるのか?――そう思って探っていくと、多くの場合、見えないカラダである気体場のさらに外側にある人体場にまでたどり着きます。

意識を司る人体場――どうやらこうした病いのメッセージはそこからやってきているようなのです。

だとすれば、まずこの意識場というものがどういう性質を持っている人体場なのか。それを理解する必要があります。

第2章の中でも簡単に触れましたが、意識を司る人体場は、二つの階層からできています。一つは意識場(個人的意識場と集合的意識場があります)、もう一つは無意識場と呼ばれる階層です。

意識場において働く意識は、はっきりと存在がわかるという意味で顕在意識とも呼ばれますが、自分の意志を持って行動したり、何かについて考えたりしているときに主となって働く意識、それが顕在意識です。私たちはふだん、たいていこの意味合いで意識という言葉を使っています。

もう一つの意識場である無意識場。ここで働く意識は、はっきりとは存在がわからない、いわば〝見えない意識〟〝隠れている意識〟という意味合いから潜在意識とも呼ばれています。意識場の問題から病いの状態が引き出されるときは、実は、原因のほとんどはこの潜在意識の問題に関係しています。

潜在意識に何か問題が生ずることによって、その内側にある気体場や固体場・液体場が影響を受け、感情や行動が不安定になったり、肉体にも不調が出てくる――現象のつながりとしてはこういうことなのですが、潜在意識の問題の厄介なところは、その働きは、見ようと思っても簡単には見えない意識場で行われているということです。

私たちはふだん、顕在意識が働く意識場から周囲の世界を認識しているために(自分自身に対する認識も含まれています)、身近といえばもっとも身近なところにあるはずの、自分の足元に広がる潜在意識の場（無意識場）がどうなっているのかはよくわからない。それゆえに、そこで生じた問題であることにもなかなか気がつくことができないのです。

植物の姿にたとえるなら、葉が青々と茂っている姿が顕在意識の場、土の中の根の様子が潜在意識の場です。根が、植物が生きていくうえで大した役割を持っていないならさほど気にすることもないのですが、実際は逆です。栄養や水分を土の中から吸い上げる根がなければ、生きてはいけない……。

きわめて大事な働きをしているにも関わらずふだんは目には見えない場である人間の無意識場というのも実は、そんな植物の根と同じような存在ではないでしょうか。感情や精神などさまざまな見えないカラダの総称として「こころ」という言葉がもしあるとするなら、こころの根にあたる人体場、それが無意識場であるとも考えることができます。

さて、そんな無意識場に起こる問題は、実際にはどういうふうに現われるのか？

ということですが、わかりやすいのは、一つのパターンとしてある行動が繰り返し起きてくるときです。

たとえば、Aさんという人がある行動をとったとき、それを見た自分がなぜか落ち込んでしまう。Aさんとの相性にあるのかというとそうではなく、同じような行動をBさんやCさんがした場合にも同じように私は落ち込んでしまう。自分ではそうしようと思っていないにも関わらずいつもそうなってしまう……というとき、原因はどうも潜在意識にありそうだ、ということになってきます。自分の潜在意識の中にある「他人の特定の行動を見たら落ち込む」というパターンができてしまっているのではないか、という見方ができるのです。

「いや、そうだろうか？　自分が落ち込んでしまうのは、相手が威圧的な場合だ。それはだれにでもよくあることだろうから、潜在意識の問題とは限らない」という反論を考えることはもちろんできますが、威圧的な人間に対して、十人が十人、同じように落ち込む態度になるのかというとそうではなく、中には威圧的な人を見てもなんとも思わず態度が変わらない人もいるわけですから、対人関係における一つのパターンが潜在意識に入っていると考えたほうが、自分が悩んでいるおかしな行動の根本原因を探る上では有益です。

そうはいっても……と疑問に思われる人もいるでしょう。

潜在意識というのはそんなに強い影響を人に与えるものなのか？　自分は何をやるにしてもしっかりと意志を持ってやっている。自分の理性はいつも元気に働いている。見えない潜在意識なんかに惑わされるはずがない……。

そう考える人は、その通りに、しっかりとした意志をもって日常生活を送っていることは確かでしょう。ただ、潜在意識が働く領域は、私たちが常識的に思うところをはるかに超えるほど広いのです。

みなさんも一日の行動を思い浮かべてみてください。

朝、布団の中で目が覚めて、さあ、起きようと思い、窓を開けて、顔を洗って、歯を磨いて……と一連の行動が続きます。別にぼんやりとしてやっていることはなく、何をしているかはよくわかっている。だから自分は顕在意識でやっていると考えがちですが、実はこういう行動のすべてに潜在意識が関わっているのです。潜在意識には過去に体験したこと、味わったことが全部入っています。その経験を元に潜在意識が刻一刻的確な判断をしているからこそ、滞りのないいつも通りの行動がとれるのです。

顕在意識が介入するときというのは、いつも通りの行動の中に、何かイレギュラーな要素が入ってきたときです。たとえば、たまたま早朝に知り合いが訪ねてきたので、いつもなら最初に戸を開けるところをやめて、顔を洗ったりしてから戸を開けたとすると、リズムがいつもと変わってちょっと変な感じになるはずです。いつもなら、とくに考えることもなく戸を開けるという行動をとることができていたのですが、リズムが変わったので、「これから戸を開けるよ」と顕在意識がその役を買ってでます。もしかりに、この日から朝に来客を迎える習慣ができたとしたら、今度は潜在意識の出番です。

このように、自分では顕在意識の意志決定ですべてをやっているように思っていても、実は潜在意識も「今」にありますので、この意識のコントロール下でやっているということが、一日の生活の中のかなりの部分を占めているのです。意識の働きのうち、「潜在意識が担っているのは九割」ともいわれますが、こう考えてみると、なるほどと思わせます。

※［顕在意識と潜在意識の関係］図を口絵に掲載しましたのでご覧ください。ここでいう潜在意識が九割という意味は潜在意識八割に原初の意識一割を加えたものという解釈をしています。

先ほど例に出した人のある行動に反応して落ち込んでしまうという行動パターンも、最初は潜在意識には入っていない出来事ではあったでしょう。

きっかけはいろいろ考えられますが、さかのぼれば幼少時の親との関係にあったのかもしれません。父親が非常に権力的な人で、家族のことも自分の思い通りにしたがるところがあったとしたら、子どもも少なからず影響を受けるようになります。成長して物心つくようになれば「自分の思う通りにやりたい」と反発もしたくなるでしょう。そんなときに親に徹底的に抑えられてしまい、望みが叶わないと思うと、あきらめの気持ちが起きてきます。そのあきらめの気持ちが起きてしまった瞬間、潜在意識に「威圧＝落ち込み」あるいは「威圧＝怒り」というパターンが入ってしまうのです。

そのパターンは自覚しない限り、ちょうどキズのついたアナログレコードと同じように、何度でも同じような場面で繰り返して起きてくることになるのですが、大人になるにつれ、潜在意識に刻まれるきっかけになった最初の具体的な経験のことは記憶の彼方に薄らいでいき、「威圧＝落ち込み」というパターンだけが残っていく、ということになるのではないかと思います。

考えなくてはならないのは、一度このように潜在意識に入ってしまったパターンからどうしたら抜けられるのか？ということです。

最近は、戦争や大きな事件や事故の体験から、こころに深いキズを負う人の問題が社会的に理解されるようになり、一般の病院にも心療内科と呼ばれる専門の窓口が置かれるようになってきました。社会的な共感が得られにくかったこころの病いが、徐々に理解を得て、気兼ねなく医師に相談できるようになったことは歓迎すべきことではあるのですが、さてその診療の内実はというと、ここまでお話ししてきたようなことを前提に考える私のような治療家から見ると、首をひねることのほうが多い、というのが正直な実感です。

みなさんの周囲にも、心療内科にかかったことのある方はいらっしゃるのでは、と思いますが、多くの場合、診療を受けると、薬をもらって帰ってくることになります。その薬は固体場・液体場に作用するものです。確かに、落ち込みの気分や気のふさぎが繰り返されるときには固体場・液体場の物質的な面にも変調が見られるようになりますから、その変調を抑えるために薬が処方されることはわかります。

しかし、こころの病いの原因の元は固体場・液体場（肉体）ではないのです。もとは意識場に原因があるために生じてくる病いを固体場・液体場にのみ作用する薬ではたして治療できるものかどうか——。症状を抑えることが治療である、と考える医療の限界がこういうところにも感じられます。

おそらく、こうした潜在意識の問題に対する対処法は、現代の私たちよりも古代の人のほうがより深い知恵を持っていたのではないでしょうか。伝統医療の立場から歴史を振り返ると、世界のさまざまなところに、伝統療法として、こころ

（潜在意識）をクリーンにする方法が伝えられていることがわかります。

その方法の一つは言葉によるものです。ある言葉を唱えることによって、こころの中にたまっていた膨大な情報（雑念や言葉）が外に吐き出されていき、潜在意識に刻まれた〝キズ〟が癒されるという考え方をとるなら、そこにはいろいろな方法が考えられます。ハワイに伝えられてきたというホ・オポノポノは近年日本でもよく知られるようになりましたが、やり方はとても単純なもので四つの言葉でこころをクリーンにしていく方法です。神道の祓い言葉を唱えることも、伝統治療の立場からは、医療の方法としてとらえることができます。

こうした言葉の力によって、潜在意識の働く無意識場を綺麗にすることは、心療内科でもらった薬を常用するよりよほど健全な方法です。自分の言葉の力によっていつでも、意識場をクリーンにすることができるとしたら、薬はいらなくなります。

その上で、さらに私たちの無意識場に対する理解を深めていくことができるとしたら……どうでしょう？

入り口はさまざまあるかもしれませんが、どんな道もやがては一つのことに収斂するのではないか、と私は思うのです。

それは、自分を苦しめてきた最初の体験に「感謝」の気持ちを持つことです。

何かを新しく始めようと思うのに、いざ始めようとするとなぜかやる気が失せてしまう。たとえばそんなパターンに苦しんでいるとき、そのやる気の失せた感じをもう少し丁寧に感じてみると、思いついたことをしようとするたびに「おまえは出来の悪い子だ」と怒られていた子どものときの記憶が蘇ってくるかもしれません。権力的な父親の顔が思い浮かんでおびえてしまう……そういうキズを無意識場に刻ませた人は怒りを与える対象であり、自分にとってとんでもない人間ということに当然なるのですが、しかし、そこでちょっと踏みとどまってみて、もっと深い意味でそのときの体験を捉え直してみようと考えることもできます。

そうしたとき、「あの人は私の潜在意識に入っている、権力的なパターン＝怒り、あるいは、落ち込みというパターンを教えてくれているのだ」ととらえることができるようになるかもしれません。潜在意識に刻印されたパターンが人生の教訓の一つを教えてくれている、と考えれば確かに、その教訓によってあなたは他の人には（かつての自分のようにはならないようにという配慮から）優しく接することができる人になっているかもしれません。

「父親はなぜあのとき、私の望みを聞かずに一方的な押し付けをやったのだろう？」

そう自分自身に問いかけてみることもできます。

そのとき、苦しかったあなた自身の子ども時代の記憶を別の視点から眺めてみることも、とても意味のあることです。たとえば、断片的に伝え聞く父親の子ども時代の思いにまでこころを寄せたうえで、もう一度、父親と子ども時代を生き直してみようとする。そうすると、「そうか、あのときは父親も大変だったんだ」という気持ちが湧いてくるかもしれません。父親も実は小さいときに、自分の親からやられたのだと。だから、父親は、子どもの教育をするとき、抑えつけることしかできなかった。父親も小さいときに自分の気持ちを素直に出すことを味わっていなかったから、親になってからも子どもの気持ちを尊重するという愛情の示し方ができなかったんだ……。

そこまでわかってくると、「父親にも潜在意識に深く入ってしまった行動パターンがあったのだろう」という理解もできるようになり、権力的な父親のあり方に対してもそれまでとは違った気持ちがやってきます。そして、「父親もかわいそうな人だったんだな」という共感の気持ちが感じられるような場所に出たときには、そこには「許し」や「感謝」という言葉も親しい友人のように待っていてくれるはず――私はそう思います。

人のこころはわからない――。

そういう思いがやってくることは、日常の中ではよくあることです。とりわけ、家族や友人のような「よく知っているはず」の人が自分の理解を超えるような言動をとったときには、その意外さに驚きを感ずると同時に、裏切られたような気持ちになることもあるでしょう。

でも、そんなとき、「もう信じられない!」と切り捨てずに、「きっと本人にもわからないような潜在意識の働きがあったんだろうな」と考えてみると、何かしら思い当たることが出てくるかもしれません。

意識場の病いが伝えようとしているメッセージは、残された言葉や起きた出来事だけからでは受け取ることができないこともあるのではないでしょうか。私たちには共感をもってそのメッセージを受け取るだけの準備があるのか、自分自身の意識場はそれに見合うぐらいクリーンに整えられているのかどうか――意識場から生まれてくる病いは、そんなことも私たちに問いかけているのかもしれないのです。

第4章

「生まれゆく頃の自分」に会いにいく

～いのちの始まりを守り続けてきた伝統の知恵を携えて～

つわりはなぜ起こるのか?

「妊娠中、この子を受け入れることに拒否する気持ちを持ちませんでしたか?」

ひどいつわりを経験したことがあるというお母さんにこう訊ねたことがあります。

つわりと妊娠中のお母さんの心身の状態はとても密接に関係しているのです。


子どもは病院で産むもの。

こういう一文をどこかで見かけたときに、「本当にそういうものかな?」と首をかしげる人はいまの日本にどのぐらいいるでしょうか。少なくとも多数派ではないことは確かです。しかし、こういう考えがまるで常識のようになったのはそう遠い昔のことでもないのです。

——今から七十年ほど前、太平洋戦争が終わって間もない頃は、出産のために病院を利用する人はほとんどいなかったが、昭和三十五年（一九六〇年）には約半数の人が病院で出産するようになり、昭和四十五年（一九七〇年）にはほとんどの人が病院を利用して出産するようになった——という主旨の記事を何かで読んだことがあります。統計の取り方によって多少の食い違いはあるかもしれませんが、大むねそんな流れで出産場所は家から病院へと移り変わってきたのではないでしょうか。

とすれば、この変化はここ百年にも満たないうちに起こったこと、ということになります。しかし、〝いのちの時間のものさし〟を少し延ばせば、私たちの祖先は、何万年、あるいは何十万年という長い間、別のやり方で子どもを産み、幼子を育ててきた。そして、いま生きている私たちへいのちをつないできた、ということに気がつきます。その別のやり方とは、家族あるいは親族がすぐ近くにいる環境の中で、つまり、日々の暮らしの延長にある出来事として行われる出産です。その大事な時間を家族や親族が共に分かち合い味わってきた……人から人へ、暮らしの中で手渡されてきた人間のいのちの歴史を改めて振り返ってみると、「医療というのは本来、医療の専門家と呼ばれる人たちが独占する知恵ではなく、暮らしの中で発見され、育てられ、生かされるべきものなのだ」という新鮮な思いが改めて湧いてきます。

経験の蓄積から培われてきた伝統医療の世界は、こうしたいのちの始まりの時にも当然ながら必要とされ、必要とされることによって鍛えられてきた知恵でもあるのですが、現代の病院では、その知恵が活かされる機会は残念ながら多くはないでしょう。せめてそのうちのいくつかを、ぜひこの場でみなさんにお伝えしておきたい、そう思ってこの章を設けました。

人としてのいのちの始まりの時はだれもが経験していることですが、その記憶は思い出そうとしても「生まれる側」としてはほぼ叶わない不思議な時の記憶でもあります。明瞭に経験できるのは、「産む側の人として」だけですが、できればみなさんにはこれから私がお話しすることを「生まれゆく頃の自分」に会いにいく気持ちで読んでいただきたい、そう思います。

そうすれば、「自分がいまここにこうしている」のはその一生に一度しか経験できない時を無事に過ごしてこられたからだ、というあたりまえの事実に、感謝の気持ちがきっと重なってくるでしょう。

「つわり」の話。最初はここから始めましょう。

○

つわりのことは、西洋医学ではカラダの内側の物質的な変化から説明されることが多いのですが、そうした物質的な変化は、もちろん理由もなくやってくるわけではありません。私たちのカラダに起きるどんなことにもしっかりとした理由があるということ、カラダの変化を正確に理解するにはその理由（根本の原因）をまずとらえなくてはいけない、ということは、いのちの始まりを考えるときにも大事なことです。

つわりの場合はお母さんの胎内に新しいいのちが宿ったことがきっかけで起きてくる出来事です。言い換えれば、お母さんと生まれてくる子どもがつながった証、それがつわりです。まずこのことを胸のうちに置いて静かに味わってみると、それだけで〝辛く苦しい〟というつわりのイメージが変わってくるのでは、と思います。

あるとき、ひどいつわりを経験したことのある女性が来院されたことがあります。

その後生まれた子どもが強度のうつを患ってしまい、大変な日々を送っている。どうしたらいいだろうか、という相談でみえた方でした。最初はつわりのことは何も聞いてはいなかったのです。

ただ、話をいろいろ聞いていくうちに気にかかることが出てきたので、その方が二度目か三度目に来院されたときに、そのことを訊ねてみようと思い、こう切り出しました。

「妊娠中、子どもを産むことに抵抗を感じたり、受け入れを拒否したりするような気持ちを持ったりしませんでしたか？」

子どもを受け入れることを拒否したかどうか?と聞いた相手はその子を産んだお母さんです。面と向かって訊ねる言葉としては、穏やかではありません。しかし、そこに手がかりがありそうだということはもうわかっていましたから、思い切って話をしてみたのです。

思いがけない言葉だったからということもあるでしょう、最初はその方も心当たりがなさそうにしていたのですが、ちょうどその日、一緒に来られていたその方のおばあちゃんにはピンときたようで、「あったじゃない、ね?」とさかんに言います。聞いてみると、妊娠二ヶ月目からつわりがひどくなり、半年ほど入院したことがあったこと、さらにはお子さんが生まれてしばらくしてから、ご主人と離婚したことも話してくれました。

この話を聞いて、気にかかっていたことが「やはり……」と私の中で納得に変わったのですが、要するに、つわりとその頃のこのお母さんの心の状態は密接につながっていたということです。あとでも触れますが、新しいいのちが母体に宿るということは、肉体の側からみれば、自分ではないものが入ってくるということでもありますから、肉体的には多少なりとも違和感を感じます。それがつわりを引き起こす一つのきっかけになるのですが、つわりの苦しさを助長する大きな原因は実は、この時期のお母さんの心身の状態なのです。

このお母さんの場合は、つわりが始まった頃にはもうご主人ともうまくいってはいなかったのでしょう。「この子さえいなければ、こんなこと(つわりの苦しさ)も起こらない」という強い気持ちが生まれたようです。もしその頃、正直な気持ちを聞いたならば、子どもを産むことは「拒否したい」という言葉が返ってきたかもしれません。でも、その子を産まなくてはいけないということになって、さらにお母さんの気持ちが追い詰められていったのではないでしょうか。

しかし、結果として子どもは生まれることになり、子どもが生まれたことで、お母さんの問題であった「産むことを拒否したい」という気持ちはひとまず終わりになったのですが、問題は残りました。生まれた子どもの潜在意識に入ったキズです。

お腹の中にいたときから、自分とつながっているお母さんがずっとこう思っていたことをその子は知っているわけです――「産みたくない、このいのちがなければいい」。それがもう潜在意識に入ってしまっているわけですから、生まれてからも、「自分は生きる価値のない人間だ」という思いが、潜在意識のずっと根底にあったのだろうと思います。それが何かのときにパッと火がついて、うつの症状を引き起こしてしまったと考えられるのです。

「生まれてくる新しい魂と、先にこの世に出たお母さんの魂の間に何かがきっかけで不調和が起こり、その不調和の波が両者に影響を与えてしまう」という考え方は、伝統医療の世界や伝統的な文化を今も生かし続けている人たちの中ではよくいわれていることです。

顕在意識がつくるこの世の理屈だけが真実だと信じている人からすれば荒唐無稽に思われるかもしれませんが、魂のレベルという私たちには見えない階層があるという立場に立てば、こういう考え方は、不思議というより、むしろ当然のように出てくることではないかと思います。

妊娠したお母さんがご主人とうまくいかないことも手伝ってお腹にいる子ども

を産むかどうか迷う気持ちを持ってしまい、そのことによってひどいつわりになってしまったという今のお話も、言葉でのやりとりではないことによることですから、母子の魂の不調和とみることもできます。

つわりは二つのいのちの不調和を表すという点ではとても正直なものです。たとえご主人との間に問題がなくても、「仕事を続けなくてはいけないからどうしようか」とか、「今妊娠するのは困ったなあ」等々、妊娠そのものを心の中で受け入れたくない、認めたくないということを思ったときには、やはりつわりがひどくなるのです。

このことを人体場の階層に置き換えてみると、子どものいのちがお母さんのカラダには宿るというのは、まず第一に身体・生命レベルである第一階層の出来事になります。ところが、このことを第三階層のメンタルの次元で「受け入れたくない」となると、意に反して受け入れている自分に第二階層の情動のレベルに不調が現れます。そこで怒りが出たり、辛さが出てくるのですが、つわりの「むかつき」はその怒りの身体的なメッセージの一つと考えることができます。何かを

「受け入れる」ということの象徴は食べたものを胃に収めるということですから、カラダはこう考えます。「胃に収める」ことを拒否するためにはどうしたらいいか。そうだ、「むかつき」を起こして受け入れられなくすればいい……つまり、「受け入れることを拒否したい」という気持ちが、つわりの「むかつき」となって出てくるということなのです。

この方ほどひどいつわりではなくても、若干のつわりを経験する人は今は結構多くいます。昔なら、初めて妊娠したときにも、そのことをごく自然に「子どもを授かったんだ。ありがとう」と、夫婦ともども受け入れられた人が多かったのかもしれませんが、最近は「どうしていいのか」「ただこのまま安心していいのか」「食べものどうしたらいいのか」といろいろな迷いが起こるという声を、私は多くの女性から直接聞いています。

迷いもまたネガティブなエネルギーを出す一つの要因です。とくにこれといった理由はないけれども、不安や迷いがあると、それが原因で弱いつわりが出るわけです。

逆にいえば、子どもの育てやすい社会になって、素直にみんなが子どものいのちを受け入れられるようになったら、子どももお腹の中にいるときから健やかな人間関係を経験できるようになって、つわりのひどい苦しさを経験するお母さんたちも大幅に減ることになるだろうということです。

お母さんと生まれてくる子どもはつながった存在です。と同時に、お母さんはお父さんや家族、そして社会全体ともつながっています。つまり、つわりの問題というのは、お母さんだけの問題ではなく、胎内に入っている子どもとお母さんをとりまく周囲の問題でもあるのです。

大事なことはまず、冒頭にお話ししたように、「つわりというのは一体なんだろう?」ということをきちんと掴むということです。それは物質だけで説明できることでも忌み嫌うことでもなく、いのちといのちがつながったことをカラダがみなさんに教えてくれる貴重なメッセージでもあるのです。

本当の胎教が始まる場所

「今日という日に感謝する。
食べるものに感謝する。
生まれてくるいのちに感謝する。
すべてが胎教になることですが、
そのもっと先に、もっと大事なことがあります。」

新しいいのちとして子どもがお母さんのお腹の中に宿っている時間。考えてみれば、この妊娠の時期は母子双方の人生にとって特別な時間といえます。やがてその子が外の世界へ出ていくまで、母子は直接的に強く結びつき、互いに影響しあう一つのいのちとして生きていくわけですから、これはおろそかにできない時間だということで、そこから胎教という考え方が生まれてきます。

胎教を「胎児に教える」と理解して、幼児教育の何かかと勘違いする方もいるようですが、もちろんそうではなく、「妊娠中の日々をどのように過ごしたら、お腹の中の子どもが健やかに成長して生まれてくることになるのか」という観点から、お母さんやその家族に「こういうことを妊娠中にやるといいですよ」と教えてくれる知恵のことを、一般的に胎教という名前で呼んでいる、ということです。

ですから、心の持ち方もあれば食べ物もあれば、体の動かし方、生活そのものがすべて胎教には入っていることになります。

生活そのものがすべて胎教になり得るわけですから、たとえば、お母さんが毎朝目覚めたら太陽に「今日のいのちをありがとう」と感謝し、休むときに「今日一日ありがとう」という習慣を持つ人なら、毎日ポジティブな胎教をしていることになります。聖人の書いた本や清らかな気持ちになる本を読んだりすることもポジティブな意味として、子どもに伝わっていきますから、すごくいいわけです。食べ物であれば、大然の質のよい食べ物を味わって食べるようにすると、お母さんの心遣いも含めて子どもにポジティブなメッセージが伝わっていきます。逆に、

「これはよくないことだけど……」と内心は思いながら、妊娠してからも添加物だらけの食物を食べていたとしたら、やはりいい影響を与える胎教にはならないでしょう。

母子にとってポジティブな意味を持つだけではなく、ネガティブなものも入ってしまうところに、生活そのものがすべて影響をもたらす胎教の難しさもあるということです。

ネガティブな胎教になってしまうことの中でもとくに厄介なものは、前節でもお話ししたように、お母さんが生まれてくる子どもを歓迎していないかのようなメッセージを出してしまうことです。よくあるのは、「なんとなく付き合っていて、妊娠してしまった」ケースです。それがきっかけで結婚しようとなればいいのですが、結婚はお互いに気が進まない。子どもも積極的に欲しいわけではないけれども、生まれてしまった……というようなとき、子どもはお母さんのお腹の中にいるときに、両親のギクシャクしたやりとりをずっと聞いているわけですから、魂のレベルでは混乱してしまっているのです。「さあ、これから生まれて新しい世界で生きよう！」という時にはもう魂が混乱してしまっているという、そんな悲惨なこころを秘めながら生まれてしまうわけです。

すでにお話ししたように、そういう子どもには鬱が出やすいのです。相当に程度の重い人たちも中には出てきます。

胎内トラウマといったらいいでしょうか、胎教でもっとも怖いことの一つです。いのちをないがしろにされる親のところに生まれる子どもの大変さを思うと胸が痛みますが、ただ、魂レベルの子どもとお母さんのやりとりの中では、そういうことも納得して子どもは生まれて来ている、そのお母さんを選んでいるんだ、ともいわれます。なぜ子どもが自分を歓迎しないような親を選んだのかというと、前世では自分が親の時に同じことをやってしまったからそのときの後悔を昇華するという意味がある、という説です。このあたりの話をどう解釈するかはみなさんに委ねるべきことですが、少なくともこうはいえるのではないかと私は考えています——生まれてくる新しいいのちを本当に祝福して迎え入れ、その祝福の気持ちをしっかりと抱いてその子が外の世界へ旅立っていく時までを過ごす。これが何よりの胎教になるんですよ、と。

胎教は一般的には、「お母さんから子どもへ伝わっていくもの」を指しますが、意味合いを少し広げると、お腹の子どもがお母さんへ伝えようとしているメッセージを受け取ったり返したりすることも胎教の一つと考えることができるかもしれません。

たとえば、「お腹の子どもからどうもこういうものが食べたくない、というメッセージが来ているようなんです」というお母さんがときどきいます。あるお母さんは野菜のような植物性の食べものが大好きだからよく食べるのだけれども、子どもができてからどうも肉が食べたくなって仕方がない。それで、よくわからないまま、とりあえず食べ始めた。ところが、それまでそんなに肉を食べたことがない人が毎日のように肉を食べるわけですから、やっぱり胃に負担がかかって調子が悪くなってきます。「これはどういうことだろう?」とそこまで来てはじめて考えて、「これはお腹の子どもが私に送ってきているメッセージじゃないか」と気がついた、ということがあります。

こういう場合、大事なことはコミュニケーションです。お腹の子どもとコミュニケーションをとりながら、申し訳ないけど今日は自分の好みでやるよ、というように伝えるのです。こういうふうにきちんとコミュニケーションをとって伝えれば、お腹の子どももOKです。納得してくれます。

何かがきっかけで味覚が変わることは、たとえば臓器移植した人にもみられるように実際よくあることですが、妊娠の場合は、子どもの魂のエネルギーがお母さんのお腹の中から要求しますから、影響はもっと広範囲です。お母さんの趣味嗜好が変わってしまうということも珍しくありません。

今まで定期的に散歩していたのに急に嫌になったり、動物嫌いだった人が急に家で動物を飼ってみたくなったり、もともと絵に興味があったのに、妊娠してからは音楽のほうにより興味を持つようになったり……というように、妊娠前後で食べ物の嗜好や、興味関心が大きく変化するようなことが出てきたら、「これはお腹の中の子どもがこうしたいと望んでいるのかなあ」と考えてみると、なんとなく納得されるのではないでしょうか。

子どもの意識が情報としてお母さんに伝わってお母さんの意識が変わって趣味嗜好にも影響を与えるという、こういうことは、量子力学的な原理が働いている意識の世界をよく知っている人にはごく自然のことなのですが、しかし、まだまだオカルティックに思われる人も多いかもしれません。ただ、突き詰めていけば、根底にあるのはこういうことです。お母さんとお腹の中の子どもの関係というのも、粒子であり波動でもあるお母さんのエネルギーと子どものエネルギーが交流し合っているわけですから、両者のエネルギーが相和す方向にではなく、一方が強い力でもって要求をしたら、そのエネルギーの通りに動くことになります。それでお母さんの食べ物の好みが変わってしまう、ということもごく自然に起こるのです。

最近は医学の世界での研究も進み、意識の持ち方で、自律神経系、ホルモン系、免疫系が変化すること、間をとりもつ化学物質の役割などもわかってきています。

こういう原理をお母さんがわかっていれば、自分自身の意識の変化を感じたときに、「あ、この子はこういうものを食べたいと思っているんだ」と無理なく納得ができるようになるでしょう。でも、ときにはお母さん自身の好みのものも食べたいということもあるでしょうから、そういうときは、「今日はお母さんの食べたいもの食べるから、ちょっと受け入れてね」とメッセージを送ればお腹の子どももＯＫのサインを出してくれるはずなのです。

このように考えてくると、胎教ということの捉え方も自ずと変わってきます。

こういうものを食べるのがいいとか、こういう生活の仕方がいいとか、そういう第一階層（肉体）の心がけの話は本質的なことではなく、まず、お腹の中の子どもの魂が絶えずメッセージを送ってきているということにお母さんが気づき、そのことをお父さんも理解して、お腹の中にいるときから子どもを一人の人間として尊重して見ることができるようになることが、何よりの胎教ではないか、その場所が本当の意味の胎教が始まる場所ではないか、ということになってきます。

こういう見方を社会全体がもし共有できるようになれば、社会のあり方ががらりと変わることにもなるでしょう。

いまはまだ数は少ないのですが、産婦人科医の中にここでお話ししたような視点で妊娠期のことを考えてくれる先生が出てくれることを私は期待しています。

逆子とお灸と帝王切開

「ダメなら帝王切開すればいい、と軽く考える人もいれば
どうしても自然な形で産みたい、と心底強く願う人もいます。
他人に治してほしいと思ってしまう人もいれば
自分でなんとかしようと努力する人もいます。
その違いはやはり結果に大きく影響する――。
私が経験から得た教訓の一つです。」

「産婦人科の先生から帝王切開をしたほうがいいといわれたんですが、先生はどう思いますか？　わたしはできるならしたくないんですが……」

出産の時期が迫ってくるとこういう相談がやってきます。

できるなら自然に生まれてくる方法をとりたい。これはだれでも同じ想いだと思います。しかし、産婦人科の先生がすすめる帝王切開の理由もわからないわけ

ではないので悩みます。これもまた当然の迷い、悩みだと思います。

お腹にメスを入れ出産の手助けをする帝王切開という分娩の方法をどう考えたらいいのか？　自然な形で産みたいという人には抵抗があることも確かだと思いますが、そうかといって、あえてその選択をしなかったことから、結果としていのちが失われることもあり得ることです。

方法がない時代ならともかく、今は帝王切開という方法がある時代ですから、明らかにこの妊婦さんから自然にこの子どもさんが出てくるのは難しい……となったら、その判断の意味をよく理解した上で、帝王切開を受け入れてもいいのではないか、という立場を私はとります。

ただ、そうはいっても、安易に——たとえば、自然分娩が大変だったら帝王切開にすればいいんだよ、というぐらいに気軽な感じで考えている人がもしいるなら、それは違うのではないか、とも思います。帝王切開は本来ならいらないもの、という考え方は基本においてほしいのです。

その上で、妊婦さんだけではなく、夫婦ともに、妊娠したとはどういうことなのか、出産とはどういうことなのか、あるいは、お腹の中にいる子どもはどんなことをそのとき感じるものなのか……といったことをふだんから考え、その日のために心がけをしていくことが大事なことであり、そういう認識をしっかり持った人たちであれば、逆にまた、帝王切開にいくようなことにもならないだろうとも思います。当然のことながら、難儀な出産を助けるためとはいえ会陰切開はもってのほかだと私は思います。

帝王切開といえば、こんな経験もあります。

いまの治療院を五井（千葉県）で開業してまもなくの頃、知り合いの鍼灸師さんから相談を受けました。奥さんが妊娠したのだけれども、大きな卵巣嚢腫があることがわかった。いろんな産婦人科医に診てもらったけれど、出産は無理だから「子どもはおろしてください」といわれるばかりで……と、心底困った様子です。

見つかった卵巣嚢腫は握りこぶしぐらいの大きさです。産婦人科では、嚢腫があると子宮の形がいびつになるので子どもの成長にも影響がでる。だから出産はやめたほうがいいだろうという判断をおそらくしたのでしょう。一般的には、まず嚢腫の手術をして取ってしまってから妊娠した場合は問題ないと判断されます。

そのあたりの事情は十分理解した上で、私がした提案はこういうものでした。

「二つのことを試してみましょう。まず、薬剤師である妊婦さんの健康と胎児にとって良い漢方の処方を伝えました。加えて、妊娠中の食生活を玄米菜食を軸にする。魚貝、大豆蛋白はとってもいいのですが、基本は玄米菜食です。この二つを守れるなら大丈夫です。私も応援します」

結果は——嚢腫が胎児に何か悪い影響を与えることもなく、無事に元気な子どもが生まれました。お母さんと嚢腫、そして胎児の共存・共鳴の結果だと私は考えています。

「第一子は帝王切開で産んだのですが、次の子どもは自然分娩で産みたいのです。でも、産婦人科医からは危険だからやめたほうがいいといわれて……」

こういう悩みで来られる方もいます。

第一子を帝王切開で産んだ人は、第二子も帝王切開にしたほうが安全——これが西洋医学の世界ではごく一般的な常識です。なぜかというと、最初の子が子宮から出る体験をしていないのだから、二回目はもっと難産に、きつくなるだろうと判断されるのです。

それも確かに一つの見方ですが、必ずそうなるのかというとそうではない、という例も実際にはあります。

お母さんが産婦人科の先生がそう判断していることの意味や理由を本当にきちんと理解して、先ほどの嚢腫の例のように、子宮環境を良くするという食生活から、心の持ち方から、すべてを含めて自然な出産ができるような環境づくりに取り組む。本気でそうする人であれば、第二子を自然分娩で産むことは可能です。

とはいっても、それは簡単なことでもありませんから、そこまでの決意を持たない、「できたら自然分娩で」というぐらいの軽い願望であったなら、単なる願望で終わることになるし、意志決定をしっかりと持てばその意志を受けて、細胞も子宮も、つまりカラダ全体が協力しあって適切な環境づくりをやってくれる、ということになるのです。

妊娠から出産までのプロセスがあらかじめすべて決まっているということはな

い。嚢腫だから子どもが育たない、第一子が帝王切開だったから第二子も帝王切開ではなくてはならない、ということもない。もちろん可能性や危険性という観点から考慮しなくてはいけないことはありますが、こうしたら絶対にこうなるというようなことはないのがカラダの自然です。

その意味では、周囲の家族も含めてですが、妊娠したお母さんがどんな意志を持って、どういう環境づくりをしていくのか、ということがとても大切です。それは、いわゆる妊婦さんの教育の話にもつながっていくことです。

私自身、今の治療院を開く前（四十二年前）にすでに、なぜ計画分娩があるのか、なぜ無痛分娩があるのか、そんなことも含めて、分娩に関する疑問が自分の中にたくさんありましたから、漢方薬からお灸のことまでいろいろ勉強と実践を重ねてきました。

漢方薬では、安胎のための薬があって、妊娠中にちょっと貧血気味な人や、胎児に不安がある場合に用いられます。お灸では、妊娠五ヶ月目から足の三陰交というところにお灸を続ける安胎の灸というのがあって、このお灸をすると、すごく丈夫で元気な赤ちゃんが生まれやすくなり、妊婦さんも非常に元気に過ごせるのです。

私の鍼灸の師匠である石野信安先生に『女性の一生と漢方』（緑書房）という本があるのですが、私も協力した本で、その中でも触れられています。

私も妻が最初に妊娠したときに、「これはいいタイミングだ」と思い、石野信安先生の教えを実践してみようと踏み出しました（今は女房に頭が上がらない私ですが、結婚したときは妻にキビしいことも大胆に伝えていました）。

食は玄米菜食を軸にして、五ヶ月目から安胎の灸（足の三陰交にお灸をすえる）を続けていく。安胎の灸も私がやるのではなくて、妻自身にやってもらいました。自分でやることによっていのちに対する目覚めが起こるのです。その後の二人も含めて三人の子ども達を、私たちは同じやり方で迎えたのですが、三人とも順調でお産の前日まで妻は仕事をしていましたから、やはり実践のおかげは十分あったように感じています。

出産間近になったら逆子とわかった。どうしたらいい?と心配になる方もいるでしょう。

最後の最後、母子のいのちの安全を考えて帝王切開を選択する場合もありますが、私たち夫婦の例をお話ししたように、その前に試してみたいことの一つはお灸です。

足の小指にある至陰というツボ、ここが逆子に効くツボだといわれています。このツボにスリコギに似た棒状のお灸をあてるやり方をします。

棒灸はお線香のように先端を燃やしながら使うお灸ですが、火のついた部分は直接皮膚には触れさせずにツボに近づけるだけです。熱くなりすぎたら少し遠ざけて、また近づけてというようにして、片足ずつ最低十五分ぐらい続けます。熱をある程度の時間、継続して与え続けることによって、お腹の中の詰まりが緩んでほどけてきて逆子が直る、ということなので時間の長さはコツの一つです。お灸の時間が短いと、刺激によって多少流れがよくなるとはいえ、逆子が元に戻るところまではいかないのです。

棒灸をあてるときの姿勢にもコツがあります。座位よりも、軽く膝を立て仰向けの姿勢のほうが戻りやすいといわれています。

効果は人によって違いますが、棒灸が効く人なら、比較的短期間で逆子が元に戻るといわれています。

なぜ逆子になってしまうのかというと、原因はいくつかあって、中にはお母さんと子どもをつないでいる臍帯《さいたい》が絡んでしまい動かなくなってしまったという例もありますが、子宮の中の状態が影響していることが多いのです。

たとえていうと、子宮というのは赤ちゃんにとっては自分の部屋です。その部屋はその中に赤ちゃんがいるわけなのですが、羊水で満たされている部屋ですから赤ちゃんの重い頭のほうが下になって、足が上にくるのが自然な状態です。子どもにとってもそれがいちばん居心地がいいはずなのですが、ところが、自分の部屋である子宮の状態が何かの理由で窮屈だったりいびつになっていたりすると、「どうも居心地が悪いから、姿勢を変えよう」となって逆子になってしまうことがあるのです。

赤ちゃんが居心地悪く感じる理由は、お母さんの骨盤が歪んでいたり、子宮の中に腫瘍か何かがあったり、といろいろ考えられますが、その居心地の悪さを引き起こしている問題を解決すれば、逆子から元に戻るわけです。

みなさんも赤ちゃんの立場になって考えてみればよくわかると思います。きれいに整理整頓されている部屋なら、何も考えなくても自然な姿勢で座れますが、もし荷物がいたるところに乱雑に置いてあって、逆立ちでなくては入って来られないような状態だったとすれば、逆立ちしたままで、過ごすことになってしまうわけです。赤ちゃんが逆子になる理由もそれと一緒なのです。

お灸と逆子のことではこんな経験もありました。

足の内くるぶしの少し上のあたりに三陰交と呼ばれるツボがあります。このツボは子宮とつながりが深くよい働きをうながすツボとして知られていますが、この三陰交にお灸をすえることで逆子を直す研究をしていたのが、先にご紹介した私の師匠でもある石野信安先生です。私も石野信安先生と出会った頃は、先生のやり方を学んで三陰交だけにお灸をすえるやり方をしていたのですが、鍼灸師になって間もない頃、ある方から逆子の相談をいただいたことがきっかけで先ほどお話しした至陰に棒灸をあてるやり方を実践するようになったのです。

相談は、当時私が頼まれて三鷹でやっていた講演会に参加された方からいただいたものだったのですが、その方の妹さんが一週間後にお産の予定日を迎えるのだけれども、腎盂腎炎のためむくみがひどい。しかも逆子。かかっている産婦人科医には帝王切開をすすめられ、出産予定日が日曜日にあたるので手術は明日やりましょうといわれている、といいます。

「なんとか逆子が元に戻る方法はありませんか?」と聞かれます。

私はこう助言しました。

「足の小指に至陰というツボがありますから、そこに棒灸をしてください。左右交互に最低十五分ずつ、三日やったら変わると思いますよ」

そうお話しして、そのことを担当の産婦人科医にも伝えてください、とお願いしたところ、運よくその産婦人科の先生も理解をしてくれて、「では三日待ちましょう」と言ってくれたのです。

棒灸の一回目からぐるっと動いた感じはあったようですが、検査するとまだ直っていない。それならと、二日目、三日目と続けてみると、結構動いた感じがあったといいます。産婦人科医を呼んでみてもらうと、「あっ、逆子は直ってますね。じゃあ、あとは自然の流れに任せましょう」ということになって、その翌日の四日目のことです。とても楽に出産できたという報告がやってきました。

至陰への棒灸が効いたことは確かですが、それができたのも、出産する本人とお姉さんの強い気持ち――「どうしても帝王切開では産みたくない。何としてもこのお灸で直したい」という意気込みの力がすごかったからです。

これが、それほどの強い気持ちもなく、逆子だからなんとなくやってみようかな、というぐらいの気持ちで相談された方だったら、棒灸の話をされても、おそらく家でやってみようとしなかったのではないでしょうか。

お灸は自分でしっかりとした意志を持ってやってこそ強力な効果が引き出されてくるものですから、依存心の強い人では効果が出にくいことが多いのです。

何より大切なのは、「治してください」ではなく、「なんとかしたい」「なんとかしよう」という強い自分自身の気持ちです。そこまで気持ちが高まって充実してくると、その気持ちがカラダという場にも伝わって、大きな変化をもたらす力になってくれるのです。

赤ちゃんのための漢方薬、マクリの効用

「マクリを飲ませて子どものカラダの中をきれいにしてあげる。
お子さんが生まれたらすぐやってほしい
お母さんの最初の仕事がこれです。
そうすれば母乳もきっと
より美味しく感じてくれるはずです。」

無事に子どもが生まれた——。誕生の瞬間は、安堵と嬉しさがこみ上げてくるひとときでしょう。心配ごと、大変なことが多かった方にはとりわけ感慨深い時間です。

喜びに浸るお母さんが次に思うことは、母乳の心配かもしれません。うまく母乳が出てくれるだろうか、子どもは元気に飲んでくれるだろうか……嬉しいことと心配ごとが交互にやってくる、これも子育てならではの味わいだと思いますが、

母乳のことは次の話の中に譲るとして、これから出産を迎えるお母さんお父さんに、ぜひ知っておいてもらいたい「赤ちゃんのための漢方薬」のことをまずお話ししましょう。

この漢方薬、末久利（マクリ）と呼ばれます。海底に生息する紅藻（海人草、海仁草の字をあてカイニンソウ、カイジンソウとも）を乾燥させたものを主原料にしていた時代もありましたが、今は大黄や黄連、甘草、紅花などを組合せて煎じて飲む生薬（甘連大黄湯加紅花）です。カイニンソウは古くから回虫駆除のための薬として用いられてきたといえば「そういえば」と思いあたる方もいるかもしれません。

その用途からもなんとなく想像できるように、苦い薬です。口に入れると即座に吐き出したくなるぐらい、という人もいます。強烈な苦味、これが特徴の一つなのですが、そこが効用（悪いものをカラダの外に出してくれる働きです。最近の言葉でいうならデトックスです）にもつながるところで、マクリを赤ちゃんに飲ませると効果てきめん、マクリを飲まない赤ちゃんから一般的に出るとされる量の三倍近い量の便が出てきます。黒い便です。これは全部、子どもがお母さんのお腹の中にいたときに溜め込んでいた胎便や胎毒です。

生まれたばかりの赤ん坊はまだ何も口にしていないのにどうして？と疑問に思われるかもしれませんが、胎内にいるとき、子どもがすでにお母さんからいろいろなものをもらっているのです。もらったものの中には成長の役に立って消化されるものもありますが、使われない悪いものもあります。悪いものの中には食べ物からのものもあれば、前節の中でも触れたように、胎内トラウマになってしまうような感情的な〝汚れ〟もあります。羊水は本来汚れのないきれいな状態にあるのですが、母体の状態などが影響して汚れてしまった羊水を出産のときに飲んでしまい、羊水に含まれていた悪いものをもらってしまうということもあります。

つまり、赤ちゃんのカラダが引き受けたそういった悪いものをまず一回全部出してしまいましょう、というとき、すばらしい力を発揮してくれるのがこのマクリという漢方薬なのです。

原南陽（一七五三〜一八二〇）は『叢桂亭医事小言』で、マクリの名前は胎便を「まくり出す」というところからつけられたもので、マクリを使った子どもは母乳を吸う力が強くなって、皮膚も丈夫になり、元気に育つと考えられていたところから、江戸時代には、生まれたばかりの子どもには必ずといっていいほど用いられていたとも聞いています。

江戸時代にはもう広く使われていたこのマクリ、今はどうかというと、私の周囲から聞く限りでは、マクリを知っている産婦人科の先生のほうが珍しい、という現状のようですが、これだけ添加物の入った食べものが氾濫していて、忙しさや人間関係に悩む人も多い時代です。羊水が汚れている人が多いといわれ始めているように、日々の暮らし方はお母さんのカラダにも当然影響してきます。マクリの力を発揮させるべきときは、江戸時代よりむしろ今の時代こそです。

では、「マクリはいつ飲ませたらいいのか？」ということですが、おすすめするいちばんいいタイミングは「生まれてすぐ」です。ちょうど、大人が断食をしてカラダをきれいにするのと同じような効果を期待するものですから、まだ母乳も何も口にしていないときがいちばんカラダを浄化しやすいときなのです。

生まれてすぐのほうがマクリの苦さが気にならない、ということもあります。マクリの成分には苦味が強い黄連なども入っていますから、母乳のまろやかな味を知ってしまったあとだと、「この苦いのはなんなんだ！」とびっくりして飲んでくれないこともあります。まだどんな味も知らないときに、マクリを煎じてチュッと飲ませる。これがいちばんです。

生まれてすぐなら、煎じたマクリをちょっと飲めばそれで終わりです。何度も飲ませる必要はありません。ただ、今の出産では、一週間ぐらい入院してからようやく自宅に帰ることも多いでしょうから、そういう場合は、「三日間飲ませてみてください」と私は伝えています。生まれて一週間とはいえ、日数が経つと、その間にいろいろなものがカラダに入りますから、一度では汚れも出し切れないだろうと考えて、三日間を目安にしているということですが、実際にやってみると三日ともちゃんと飲んでくれる子どもは少ないかもしれません。

我が家でも、生まれてすぐには飲ませられなかった二人の子どもに後で試してみたのですが、三日目は二人ともペッペッと拒否です。それでも、その後の順調な育ち方を振り返ると、マクリを飲ませてよかったと本当に思います。

生まれてすぐマクリを飲ませるためには、みなさんがかかる産婦人科医の理解が必要です。助産医には理解のある方が多いのですが、産婦人科医となると先ほども触れたように、そういう漢方薬があることも知らない人が多いのです。これこれこういう漢方薬で昔から使われてきたものですから副作用もありませんから……と、こちらが勉強をした上できちんと説明すれば「それならばどうぞ」と理解してくれる先生もいますが、漢方薬の知識に疎く、考え方も西洋医学一辺倒の先生もいます。

現時点では、担当の産婦人科医の考え方しだいというところにもどかしさはありますが、出産の時期を迎える前に、担当医にマクリの話をしてみて、もしまったく理解がなく、飲ませることができそうもない、ということなら、悩むより別の先生を探すほうが出産まで健康的に過ごすことができるでしょう。

私自身の経験ももちろんそうでしたが、周囲でマクリを使った方みなさんから「よかった」という声を聞いています。もっと広く普及してほしい、広く知られるべき漢方の知恵の一つだと思います。

母乳はお母さんと子どもへの贈りもの

「できるなら母乳で育てたい」という若い人が
最近どんどん増えてきました。
子どもはお母さんのおっぱいからお乳を飲むことによって
次の段階のカラダづくりも実はしているのです。
頑張りすぎずできるだけ自然体で——
これはお母さんへの助言です。

母乳がいいか、人工ミルクで十分か。そんな議論はいまもまだあるようですが、最近は若い人の意識がどんどん変わってきて、できる限り母乳で育てたいという方が非常に増えてきたことは私も肌で感じています。

十年ごとに行われる厚労省の調査からも、その傾向ははっきりと見て取れます。一つ数字を拾ってみましょう。生後まもない時期の栄養を何から摂ったかという質問の項目です。

この項目には「母乳栄養のみ」「母乳栄養と人工栄養の混合」「人工栄養のみ」の三つの答えが用意されているのですが、もっとも最近の調査（平成二十七年度）では、生後三ヶ月間の栄養摂取方法が「母乳栄養のみだった」と答えた方が全体の半数を超える54・7％もいると報告されています。

同じ質問項目の十年前の前回の調査（平成十七年度）では38％と、これは三十年前の調査（昭和六十年度）の39・6％とほとんど同じですから、この十年の間に、「母乳で育児をした」という方がいかに増えてきたかがよくわかります。その傾向を裏付けるように、「人工乳だけで育児をした」という方の比率は、28・5％（昭和六十年度）から10・2％（平成二十七年度）と対照的に減り続けていますから、母乳の良さを見直そうという近年の流れはひとまず根をおろしたといってもいいのではないでしょうか。

子どもの免疫力を高めることができる、母体の回復にも良い影響を与えるなど、栄養素以外の点でも母乳には優れた点が多いことは、最近はよく知られるようになりました。そうなると、必要以上に頑張ってしまうお母さんも増えてきます。これが私たち日本人のいいところでもあり考えなくてはいけないところだとも思いますが、「母乳で育児をするといいことずくめなんだなあ」と何となく気がついて周りを見回すと、みんな同じように思っている。「そうなのか、だったら自分も母乳で育児をしよう」と思うまではいいのですが、「出てほしいだけの量が出ない」ことに悩んで、何とか出そうと頑張りすぎてしまう。そうすると、乳腺に炎症が起きたりすることもありますから、思い込んでの頑張りすぎは要注意です。何事にもまじめな日本人らしいところですが、母乳の量が出ないことはよくあることだと考えて、助産師さんや先輩のお母さんたちの経験も聞きながら、生活の仕方を見直してみることも有効な方法でしょう。

食でいうなら、乳腺が詰まる原因になりがちな動物性食品や乳製品、白砂糖食品などの食べものを多く摂りすぎないことが一つ。献立の心がけは穀類を中心にして基本は野菜類と組み合わせ、その他に魚介類を少々と豆類を摂ること。この二つを軸にした食習慣を、できれば出産前から身につけておくと、母乳だけでなく、お母さんのカラダ全体に良い循環が生まれるように思います。

もう一つ、母乳をあげるとき、なるべくお母さんのおっぱいから直接子どもにお乳をあげるようにすると、母乳の出方にも良い影響があるといわれています。これは、母乳が出る仕組みに関係があって、子どもが母乳をごくごくと飲むためには「飲みたいよ」というサインをお母さんのカラダへ送らなくてはならないのです。ただ、子どもが乳首を口に含んで吸っても母乳が十分出てこないのはそのためです。

そのサインは口に含んだお母さんの乳首を顎と舌を使って「噛む」ようにすることで伝わります。乳首といっても正確には乳房といったほうがよいぐらいに、赤ちゃんがお母さんのおっぱいをしっかりとくわえています。赤ちゃんの上顎の中央部には丸いくぼみがあって、ちょうど乳首が収まるような形になっています。口にしっかりとふくまれたおっぱいを、赤ちゃんは上顎と舌を上手につかって「噛む」ようにしてお乳を自分で絞り出して、飲んでいるのです。上手にお乳を飲める子どもは、試行錯誤しながらお乳がよく出る乳首の「噛み方」を学んでいるのでしょう。こう考えれば、子どもに協力してもらって母乳が出やすい「噛み方」をしてもらうことも良い方法の一つかもしれない、と気がつきます。

実はこのように子どもがお母さんのおっぱいを「噛んで」母乳を飲むという習慣は、知らず知らずのうちに、噛む力を育てることにもつながっています。この「噛む」ための顎と舌を使う動きは、食べるときに「噛む」動きと基本は同じ、つまり、赤ちゃんはお母さんのおっぱいから直接母乳を飲むことを通じて、噛む力を鍛え、離乳食期へ向かう準備をしている、ということにもなるのです。

母乳で育った子どもたちが離乳食を始めるとすぐに三十回も四十回も噛めるようになるのはそういう理由があるのです。同じ母乳で育てたとしても、哺乳瓶に母乳を移してあげた場合はこの「噛む力」が育ってこないということと、母乳が空気で酸化されて質が落ちるという弱点があります。哺乳瓶の吸い口は乳首に似てはいますが、噛むほどの力がなくても吸えば簡単に飲むことができますから、噛む力はつきにくいのです。離乳食に移るときは、そこで改めて噛み方を練習して身につけなくてはいけないということになるのです。

やがてやってくる子どもの成長をあらかじめ準備しているかのようなこの母乳と子どもの関係。知れば知るほど、いのちの仕組みの細やかな〝心遣い〟を感じないわけにはいきません。

授乳期をどこで終わらせるか、いわゆる断乳の時期をどこで線引きするか、ということで悩まれるお母さんもいるでしょう。

これはいろいろな考え方があって、一年を目安に区切りましょう、という考えもあれば、二歳でも三歳でも子どもが欲するならやっていいですよという考え方もあります。前者はアメリカ、後者はドイツに多い考え方だと聞いていますが、離乳するというのはお母さんから離れるということでもあって、それが一歳で済む子どももいれば、二歳ぐらいまでかかる子どももいます。さまざまですから、年齢に標準を設けて区切るよりも、むしろ子どもの資生（大元の資質）を大切にすることが大事だと思います。そこを、年齢不相応だからと無理やり離してしまうようなことをすると、心にキズ（トラウマ）が入ってしまうこともあります。

昨日まであれほどこだわっていたのに、今日になったら目が覚めたように「もういから」とお母さんのお乳から離れていくのが子どもです。

年齢にかかわらず、自然にお母さんのお乳から離れて一人立ちしていくときを待つ。それがいちばんいいことだと思います。

ちなみに、授乳のときに気をつけたいのは、お母さんの心の有り様です。スマホに気をとられたり、何か考えごとをしながら授乳をしていると、子どもは敏感にそのことを察知してお母さんに不信の念を抱くこともあります。授乳の場は、母子のスキンシップの場であり、コミュニケーションの場でもあるのです。授乳中は、よからぬ妄想にまどわされず、母子一如の心が大切です。

第5章

病むことも生きること

～治療家のいらない世界へ～

自然治癒力という仕組み

「風邪を引いたら薬を飲めばいい。
そう考えている人は「薬で病いが治る」と思っています。
咳や熱が病いだと思っているのです。
でも、本当にそうなのでしょうか？
宇宙という自然から人間に贈られた〝本能〟
本当に考える時代がやってきていると思います。」

「先生が理想とする医療の世界とはどういうものですか？」

いろいろな方と雑談のように、病いと治療をめぐる世界のことを話しているときに、こういう質問をいただくことがあります。そんなとき、考える間もなく、すっと口をついて出てくる言葉がこれです。

「医者も治療家もいらない世界、それが理想ですね」

自分の口から出たその言葉を改めて音として聞きながら、「やはりそこしかないね」と確認をしているようなところがあるのは、その言葉がその場での思いつきではなく、ふだんからあたりまえのように考えていることが言葉になっているという感触があるからかもしれません。

考えてみれば、地球に生を受けたこの自然界の中で、医者や治療家のような他人の心身の面倒を見る専門家を必要としているのは人間界だけです。第1章でも昔我が家にいた犬が体調不良を食べないことで回復させていったという、小さな思い出話をしましたが、地球上の動物も植物もあるいは微生物も、人間以外の他の生き物たちはみな、自分のカラダのことは自分でなんとかする術を身につけています。

その術が足りない生き物は個体としては早めに生の時間を終えて、他の個体にその場所を譲る。けれども、一つの個体という全体性をつくりだしていた輪をつくる力、ネットワークする力が解かれていくプロセスの中で、生を終えた細胞たちは周囲の土や水や空気などに徐々に溶け込んでいき、再び新しいいのちの輪の一部となる、という循環を生きていきます。

生というもの、生きるということが一つの個体の生の終わりによって途切れてしまうわけではなく、生そのものは、形を変えながら延々と引き継がれていく、大きないのちの輪の中にあるのです。

このいのちの輪をつくる力は、宇宙全体という視点で見れば、さまざまな星々を結びつけて一つの調和した全体性を生み出す力としても働いています。たとえば太陽系では、太陽を中心にしていろいろな星々が互いに影響し合いながら一つの秩序ある宇宙空間をつくりだしています。

このような、宇宙に存在するすべてを成り立たせている力と仕組み、そのことを私は「いのちの仕組み」と呼んでみたい。そして、その「いのちの仕組み」が具体的にはどのように私たちの前に現れているのか、それをとくに医療という世界に現れるさまざまな出来事を通じてみなさんと考えてみたい――そう考えて本書をここまで書き進めてきたのですが、締めくくりの章を迎えて、もう一度、触れておきたいと考えたのは、みなさんもよくご存知の自然治癒力と呼ばれる力についてです。

いま私は、「みなさんもよくご存知の自然治癒力と呼ばれる力」という表現をしましたが、人間は言葉を知っているがゆえに、その言葉が指し示すことを誤解してしまうこともあります。

たとえば、こういう人がいます。風邪をひいて咳が出て苦しい。熱も少しあるようだ。早く楽になりたいと思って、近くの病院へ行って解熱剤をもらって飲んだら、熱が下がった。咳止めももらってきたからもう安心。これで風邪は治った……とくに男性に多いタイプかもしれません。

こういう人は、咳や鼻水や熱といった症状のことを病いだと思っているのではないでしょうか。そう考えれば、症状が治まれば病いが治ったと考えるのは当然かもしれません。とにかく、症状が治まれば問題はなくなるのだからそれでいい、早く効く薬を処方してください、という気持ちでいっぱいになるのも理解はできます。

しかし、こういう人にとっては、自然治癒力は存在しないも同然の力です。咳や熱が治まったのは病院から処方された薬のおかげだし、自然治癒力なんていう、〝自然に治る力〟に任せていたら、もっとひどくなっていただろう……そんなふうに考えても不思議ではありません。ここに自然治癒力という言葉の紛らわしいところがあって、自然治癒を「自然に治る＝ほおっておいても勝手にカラダが病いを治してくれる」と解釈してしまうと、こうした誤解が生まれてきます。

さきほどもお話しした我が家で飼っていた犬のすばらしい能力のことを私は、「自然の本能」と表現しましたが、それは「自然から与えられた、犬に本来的に備わっている能力」というような意味合いです。自然治癒力というのもそれと同じように、「自然から与えられた、本来的に私たちのカラダに備わっている、病いの状態を治癒に向かわせる力」という意味合いで理解してもらえれば、言葉から生まれてくる誤解は少なくなるのではと思います。

いってみれば、自然治癒力というのは、私たちの存在そのものを成り立たせているもっとも偉大な〝本能〟とも、カラダの知性（ＤＮＡの知性）とも呼べるものなのです。その力は私たちみんなのカラダにあらかじめ備わっています。そしていつでもその力は働いている——というのは、自然治癒力というのは宇宙を成り立たせている根本の力に由来する、相似的な力だからです。つまり、私たちのカラダという一つのまとまりは、全体性をもって存在している宇宙と同じように、その力によって輪のようにつながっていて、輪をつくりだしているネットワークの力がうまく働いていくよう、不調になったら再び良い状態になるように不断に調整されているのです。

そのように不断にカラダを調整する力に、私たちがつけた名前の一つ、それが自然治癒力であるというのが私の理解です。

しかし、宇宙のすべての物事、出来事がつねに循環し、動いていくにつれ、形を変えていくように、自然治癒力によって維持されていた個のネットワークも解かれるときはいつか必ずやってきます。それが死という言葉で私たちがとらえている状態ですが、この項のはじめにお話ししたように、生というのは俯瞰してみれば、個の中のネットワークの終わりによって途切れるものではなく、見方を変えれば、それは次の新しいネットワークづくりへのはじまりでもあるのです。

このように順を追って考えてみれば、自然治癒力というものが、病いから回復するときだけに働く力ではないということも、西洋薬のように症状を抑えるだけの力ともまったく異なるということも、よくわかっていただけるのではないかと思います。

そもそも、薬によって病いが治るというのは一つの錯覚なのです。自然治癒力という、私たちのカラダを本来ある良い状態に向けて調整しようと不断に働いている力がなければ、たとえ小さな傷口一つもくっついて元に戻るということはありません。薬をつけたから傷口が治ったのではなく、薬によってたとえば出血する血の流れをゆっくりにすることができれば、自然治癒力によってカラダが回復していこうとする働きを助けることができる、ということなのです（そのために一定の効果を見込んで使われる限り、もちろん薬も有効です）。

薬で病が治るという錯覚は、自然治癒力発動によって出現している病いの症状といわれるものを病いそのものであるかのように勘違いしていることと表裏一体です。

本書をここまで読んでいただいた方には説明の要もないことですが、咳や熱といった風邪の症状は病いそのものではなく、実は逆の、病いの状態からカラダが回復しようとするために出てくる現象なのです。症状というものに治癒につながるどんな役目があるのか？　みなさんもちょっと考えてみてください。

たとえば、咳というのは息を激しく吐くことですが、息を激しく吐くことによって、カラダは口から入ってきた異物（ウイルスや細菌、埃など）や気管支内にたまった痰を外に吐き出そうとしているのです。乾いた咳の場合は喉に刺激を与えて潤いをもたせる狙いがあります。発熱は多くの役目を持っていますが、体内における大事な役目はウイルスや細菌に抵抗する力である免疫力として働くことです。発熱によって汗も出ます。汗は不快なだけで役目がなさそうですが、体内の毒素をカラダの表面から外に出すという立派な役目があります。もう一つ、発熱したカラダを元の体温に戻す役目も汗ならではの役どころです。お腹の中に毒素がたまってしまったらどうやって出すか。カラダは手段を考えます。一つはお腹を下して便として外に出すことです。小水と一緒に出してしまおうということも考えます。カラダ全体のだるさは無用にカラダを動かしてエネルギーを消耗させることを防ぐことにもなります。胃腸の調子が落ちることは、食べる量を減らし、消化に使われるエネルギーを節約するということにもつながります（我が家の犬がとった作戦と同じです）。

というように、咳や熱といった風邪の症状は、細菌やウイルスの働きに対応しきれず不調になってしまったカラダのネットワーク力を回復させるために自然治癒力が働いている証拠なのです。これは他のどんな病いにおいて起きている症状にも同じようにいえることです。

こんなふうにお話しすると、風邪を引いたといっては、「解熱剤や咳止めの薬を飲んでしまうということが何を意味しているのか」もおわかりいただけるのではないかと思います。みなさんのカラダには自然から贈られた自然治癒力が備わっているのですから、わざわざその働きを薬で止める必要があるのかどうか。考えるまでもないことではないでしょうか。

自然治癒力という、宇宙から自分たちへ贈られた力が最大限発揮されること、それが生存を有利にする。そのことを本能として知っている動物たちの姿は、現代社会に生きる私たち人間が、自分たちのつくりだした医療の力をコントロールしきれず、混迷している姿と対照的に映ります。

もし、人間界だけにある医学や医療というものを、人間の生にとって良きものとして活かす道があるとするなら、それは「自然治癒力という自然からの贈り物の力を可能な限りサポートするため」に用いること、それ以外にはないだろうと私は思いますが、本書を読んでくださっているみなさんもきっと同じ思いに違いありません。

このような思いを医学という形で育ててきたのが伝統医学の本質ではないかと思います。その伝統医学が大事にしてきた養生という考え方を次にお話ししたいと思います。

養生も治療のうち

「養生思想は三千年の歴史を持つ伝統医学の柱の一つです。
自然の姿に学んで日々のカラダづくりと
心づくりを人事にする。
一時をじっくりゆっくり味わってみる。
あたりまえの日々の中に、
養生の思想を活かしてみてください。」

症状を抑える薬を飲んで「あー、楽になった。病いが治ってほっとする」というのは大きな錯覚です——と前節でお話ししましたが、しかし、症状がなくなると「これでもう元気になった」と思いたくなるのも人間です。「病み上がり」という言い方がありますが、この言葉が身に沁みているのもせいぜい二、三日、すぐ激しい運動をしたり食べたいものをお腹いっぱい食べたりするような人も中にはいます。そのことでまだ戻りきっていないカラダに余計な負担がかかり、症状がぶり返してしまうと、さすがにいっとき反省はするものの、またもや喉元すぎると……を繰り返す。そんなことをしていては治るカラダも治りませんよ、治療というのは症状を抑えるだけではない、未病というまだ病いになっていない病いの種を治すことも、ふだんから病いにならないようカラダを整えることも治療のうちなんですよ、という考え方が実は伝統医学の大事な柱の一つとされてきました。

この考え方を一言で表したのが「養生」という言葉です。

養生といえば、江戸時代、貝原益軒が著した『養生訓』(一七一三年)が現代でも有名ですが、この本は出版された当時も大評判になったと聞いています。江戸時代を通じて一、二を争うほどよく売れた本でもあったそうですから、養生の考え方はこの江戸時代に一気に広まったと考えられます。著者の貝原益軒は筑前(福岡県)黒田藩に医者として儒学者として仕えた人で、生まれつき虚弱体質だったことや、夫人も同様に病弱な体質だったことから、本草学(薬草学)や漢方医学を深く勉強して、自分の体験と実践も合わせて養生訓という実用の書を最晩年にまとめたといわれています。

貝原益軒も深く学んだこの養生の思想の元をたどると、古代の中国に源流が見つかります。

中国の伝統医学の思想と歴史に大変詳しい研究者の謝心範先生によると、養生文化は紀元前の商（殷）の時代からすでにはじまっていたそうです。春秋戦国時代には道学の思想に基づく陰陽五行説の解説書によって養生の思想がまとめられ、『黄帝内經』（前七七〇頃～二二一年頃）において養生思想の中国における最初の集大成がなされた――ということは、商（殷）の時代から数えるなら、養生思想には三千年を超える歴史があるということ、これは伝統医学の歴史とほぼ重なる歳月でしょう。

この養生思想の古典『黄帝内經』が日本に入ってきたのは六世紀頃と思われること、日本で養生という言葉がはっきりと記された書物は、九二〇年ごろ深根輔仁により著された『養生抄』が最初であり、その流れは、すでに鍼の項などでも触れた丹波康頼による『医心方』へもつながり、同書の二七養生篇は、中国伝統医薬学の「道法自然」の考え方に基づいた記述がなされていることなど、大変興味深い日中の伝統医学の影響関係が、謝先生の著書『養生の智慧と気の思想』（講談社）に詳しく書かれています。興味のある方はぜひご一読ください。

こうして、日本では平安時代から徐々に深められていった養生思想は、鎌倉時代に入ると栄西によって著された『喫茶養生記』を筆頭に類書が多く世に出され、江戸時代に入ると有名な『養生訓』が貝原益軒よって著される……という歴史をたどります。

謝先生は貝原益軒の養生観をまとめてこう記しています。

「すなわち、養生は病後の手当てだけではなく、病気の予防にも役に立つ。養生には、体質的に生まれつき弱い人でも元気で生きていく補助効果がある。養生は病気治療には欠かせないものである。養生は長寿につながる、等々。」（『養生の智慧と気の思想』より）

伝統医学がなぜ養生というものを大事にしてきたか、ということがよくわかる一節ではないかと思いますが、養生の効果をもう少し具体的につかみたいという方は、こういうたとえ話に置き換えてみるといいかもしれません。

病いの激しい症状は、天気にたとえるなら台風が近づくにつれて強くなる暴風雨のようなものではないか——こう考えてみます。雨戸を閉めたり外にある壊れては困るものを家の中に入れたり、といった対策をとる必要が出てきます。これは医療でいうなら応急手当てにあたるでしょう。こうしてひとまず対策はとることができ、その甲斐あって何とか雨風の最盛期はしのぐことができたとします。翌日には青空も戻ってきた。やれやれ、これで一件落着……と安堵したいところですが、どうでしょうか？　もし、海の近くに住んでいる人ならこんなふうにつぶやくかもしれません。

「まだまだ油断はできないよ。嵐はまだ海には残っている。あの高波が収まるにはもう何日かかかるだろう。こんなときに次の嵐がきたら大変だ。早く家の壊れたところを直しておかないと……」

嵐は去っても海にはまだ高波が残っている――荒れた海を病後のカラダに置き換えると、これはそのまま病いとカラダの関係に見えてくるのではないでしょうか。

この高波の海へ、せっかちに船を出していく人は、冒頭で例に出した「病み上がりにすぐ激しい運動をしたり食べたいものをお腹いっぱい食べたりするような人」かもしれません。しかし、高波が邪魔といって、高波一つ一つを退治するわけにはいきません。台風という強いエネルギー場の影響は海全体へ行きわたりますから、高波は次々にやってきます(病いも同じで、病いの影響はカラダ全体に行き渡ります)。運良く波にさらわれなければいいけれども、そうはいかない……というのがよくありがちな結末です。

これはあくまでたとえ話ですが、こんなふうに自然の姿をよく観察していくと、「その有り様の変化は私たちのカラダにもいえることではないか」ということが、難しい理屈を経なくても腑に落ちるような気がしてきます。先に養生思想の歴史をみた通り、伝統医学の源には、自然を尊ぶ老荘思想、道教の思想が入っていますから、自然の姿に人間の姿を重ねて学んでいくという姿勢が医学の筋道にもなっているのだと思います。そのへんが、人間のカラダを機械的な因果関係でとらえる傾向の強い西洋医学との根本的な違いともいえますが、いずれにせよ、海も人のカラダも自然から生まれた兄弟のようなものですから、よく似ているのは、あたりまえといえばあたりまえのことでしょう。

（注記）西洋医学の諸矛盾を始め、老荘思想、諸宗教、哲学を徹底的に研究され、「綜統医学」を提唱された多田政一博士も「治病即保健」と養生道に基づいた生活医学の重要性を多くの書籍で語っています。

漢方の治療の基本は、自然治癒力をうまく引き出すことで、その中の一つに悪いものはまず外に出す、ということがあります。悪いものを外に出せば元の良い巡りが戻ってくる。そのプロセス全体が治療であり治癒するということだととらえますが、ただ悪いものを外に出せば元気になるかというと足りないところがあって、それは農業でいうなら「土づくり」にあたります。

大地がしっかりと微生物で活性化している状態になれば、いい作物ができるし、細菌やウイルスに攻撃される心配も少なくなります。土づくりがいわば農業における養生ということです。農業における土は人間にとってはカラダですから、カラダをしっかりさせるといい。

ではどこが大事かといったら、カラダの場合、微生物が活発に働いている場所は腸ですから、「腸を元気にしてあげる」ことが実は養生を考える際の鍵の一つです。腸は、食べ物の影響も受ければ考えたこと感じたことの影響も非常に敏感に受け取るカラダです。つまり、腸を健やかな状態に保つためには、衣食住も心も思考も、心地よい風が吹き抜けるように、いわば気の巡りをよくする生活習慣をふだんから心がけていく、ということが大事ということになります。

（注記）これはやや専門的な話になりますが、生物学者の千島喜久男博士が血液は小腸で造られるという説を一九四七年に発表し一九六〇年代に注目されたことがあります。この説は従来の血液は骨髄から造られるという説をくつがえすもので、私も非常に興味を抱くと同時に、私自身の経験からも腸造血説には学ぶべきことが多々あると感じてきたのですが、いまだに学説として正式に認められるものにはなっていません。これは残念なことですが、近年、腸に関する科学的な研究が著しく進む中で、腸内の働きに未解明のことが数多くあることもわかってきています。森下敬一博士も腸管（小腸）造血を提唱していますが、この分野の今後の研究の進展に期待したいところです。

具体的な養生の方法については、『養生訓』を筆頭に、現代版の類書がたくさん紹介されていますからここでは詳しくは触れませんが、どんなことにも通ずる大切なことを一つ挙げるとするなら、それは一つ一つの物事を「じっくりと味わう」こと、このことを毎日大切にしていくだけでも養生の礎ができてきます。

何かと忙しいことが私たち現代人の生活です。忙という漢字には「心を亡くす」という意味が入っているように、自分がいま何をしているのか、何を考えているのか、どう感じているのかも忘れているかのような生活をしていると、養分を忙しさに吸い上げられているばかりになってきます。それではカラダという土はだんだんやせ細ってきます。

「だから、自分は栄養ドリンクやサプリメントを摂っている」という話が次に出てくるのだと思いますが、細胞一つ一つもカラダ全体の意志と調和して働くものですから、ただ忙しく栄養素を流し込まれても、その意味をしっかり受け取って活かしていくことができなくなってしまいます。流れ作業で忙しく右から左へものを運んでいるだけで、終わったあと「オレたちは何をしたんだっけ?」となってしまうようなやり方では後につながる有意義な仕事にはならないのと同じです。細胞もいのちを持ち、意志を持った存在であると考えれば、食べるときは一口一口味わう、何かをするとき、人と話をするときもそのことの意味を思い、そのひと時を大事にする。一日のうち短い時間でもいいから太陽の光や風のそよぎ、水の冷たさのような自然の気配を感じてみようとする。そして、私たちが生きている間、いっときも休むことのないカラダの働きである「息を吸う・吐く」ということにもときどきは心を置いて、息が入っていって戻ってくる様をゆっくり味わってみてほしいのです。

こうしたささやかなことが日々の暮らしの中でその人を豊かにすることであり、心身の養生にも確かにつながっていくことです。養生も治療のうち――とかく心を亡くしやすい日々の中でも、折に触れ思い出していただきたいことだと思います。

病いを治すのは誰なのか

「病いは自分で起こしている。
そう本当に思えたとき、人生観が変わってきます。
みなさんの人生観が変われば社会が、
そして地球が変わります。
病むこともまた自分の人生、です。」

医療は何とかしてくれる。専門家だから何とかしてくれる。口に出してそうはいいませんが、「内心きっとそう思っているに違いない」という人がときどき私の治療院にも来られます。たとえば、小さなお子さんがいるお母さんが相談にみえたとします。子どもがちょくちょく熱を出すのだけれども、病院の薬では下がらない。なんとかしてほしい――そういう話から診療が始まるわけですが、細菌やウイルスが悪さをしているわけではないのに熱を出しやすい子どもの場合、根底には体質や食事の問題などが絡んでいるものです。熱を下げる処方をしても家での過ごし方（養生ですね）を改善しなければ、何度も繰り返すことがわかっています。そこで、その子の食べ物の好みを聞いた上で、まず食事の出し方の注意点を伝えます。「あげすぎてはだめですよ」「わかりました」というやりとりをした後に、施術をすると（遠隔治療で行うこともあります）、子どもの熱はたいてい一、二回でよくなるのですが……こういう方が、三ヶ月後、あるいは半年後にまたやってきて、「前と同じパターンになってしまって……」という繰り返しが始まると、私も心を決めてこうお話しすることになります。

「専門家に頼めばすぐに楽になるから、と思ってしまう気持ちもわかるんですよ。でもね、原因は、自分の日々の心と生活のあり方。だから病いは自分で治すものなんです。自分で治すという気持ちがない人は何度でも同じことを繰り返しますからね。私が治療を引き受けるのはここまで。頼まれても次はやりませんよ」

「病いは自分で起こしているのです」

こうお話しすると、厳しい言葉をもらったと感じる方もおそらく少なくないでしょう。しかし、第3章でもお話ししたように、「この病いは自分の責任。治すのは自分」と強い意志を持った人の生き方は、病いを得る前とはがらりと変わってきます。「病いの中にある間も自分の人生は自分の人生なのだから、しっかり生きよう」と決めた人の生き方は、病いを得る前の輝きとも違う、独特の力強さと清々しい輝きを放つものだということを、私は目のあたりにしてきました。だからこそ、自分なりの決意と確信をもってお会いするみなさんにそうお伝えするようにしているのですが、これは「自分で病いを治しなさいよ」と突き放しているわけではないのです。

病いは自分で起こしたものだからこそ、自分で治せる――伝統医学はこう考えます。根底にはすでにお話しした養生の思想があります。ふだんの暮らし方への助言、つまり養生の仕方も含めて治療としているのが伝統医学の本質的な考え方であり、基本です。ふだんの養生は自分自身でやってください、伝統医療はここを応援しますよ、というように責任を分担しながら、病むことも自分の生きた時間に組み込もうとする、それが伝統医学の、というより、東西の枠を超えた医学の本道ではないかと私は考えます。

ところが、現代の一般的な医療は専門家あっての医療です。「苦痛があったらすべて専門家である医師に任せればいい」という空気が社会の中にできあがっています。私たち日本人の場合は、昔から先生と呼ばれる人たちを尊敬するという良き伝統もありますから、「では、治療法も何もかも先生にお任せします」といって自分は何もしない、しないほうが専門家の先生に失礼がないとまで思い込んできたところがあるのではないでしょうか。

その〝美風〟が良き結果につながるならいいのですが、医療にビジネスが入り込んでいるのが現代の医療界でもありますから、知らず知らずのうちに、いのちを守るという名前のビジネスに巻き込まれてしまう、ということが起きます。

社会問題になるぐらいの副作用の危険があるにもかかわらず、使用が明瞭に禁止されずに曖昧に使用が認められている薬やワクチンがあることはみなさんも見聞されているはずです。なぜ、国民のいのちを守らなくてはならない公の機関が明快な判断を下さないのか――そんなしたくもない忖度をしなくてはならない事情が見え隠れしているのは本当に残念なことです。

しかし、医療とビジネスの結びつきがどうあれ、やはり基本は、自分のいのちは自分で守るということです。その気持ちをしっかりと持った人であれば、薬にしろワクチンにしろ、それを使うかどうかの判断はできるでしょう。

そのことができずに、自分のいのちを人に委ねてしまうというのは、自分の人生が奪われていくのと同じ——医学・医療に携わる専門家も医療を受ける側の私たちも、まずそのことを共有して考えるところから、医療のあり方を考えていきたいものだと思うのです。

そんな話をある方へしたときのことです。こう聞かれました。

「西洋医学がそういう状況なら、鍼灸医や漢方医を選べばいいんでしょうか？」

「そうです」と即答できたらよかったと今も思いますが、残念ながら、これもそう簡単にはいえないのが伝統医療家の現状です。看板は鍼灸や漢方を掲げていても、治療についての考え方は一般の病院と同じように、対症療法をして終わり、という治療院のほうがむしろ多いかもしれません。治療を応援するどころか、治療家が自己宣伝をしたり自分が治したと広言する声もよく聞きます。

ただ、漢方薬に関しては、副作用は少ないですからおすすめはできますが、要は、一般の病院を利用するにせよ、治療院の門を叩くにせよ、「自分の病いは自分の責任、自分で治す」という心構えをしっかり持ち、専門家の所見はあくまで自分が判断するための材料であり参考意見として大事にする、ということだと思います。

結局、病いの問題というのは個人の問題でありながら、社会の問題でもあるということです。その社会の医療の仕組みが不健康な状態になっていれば、個人もその影響を受けて自分のいのちを他人に委ねることが平気になってしまうような不健康なあり方になってしまうし、逆に、個人が浪費的な病んだ暮らし方をしていれば、そのように社会もなっていく。そういう消費社会のあり方は、地球環境にも悪影響を及ぼします。もちろん、そうした影響は宇宙にも及んでいくわけです。

「この世界はすべて相似形になっている」と考えてみたとき、さまざまなことがひと続きに理解できるようになってきます。自分という個人からマクロの目で世界を見ていけば、個人の自分から家族へ、地域社会へ、日本へ、地球へ、宇宙へ、と大きくなっていきます。反対に、ミクロの目で見ていけば、細胞へ、遺伝子へ、と小さくなっていき、いちばん小さい素粒子まで到達しますが、こちらもすべてはひと続き、そしていのちとしての存在の仕方も相似形です。

この世界のどのようないのちも、一つ一つが個としての独立性を持ちながら、全体の中の個としての部分の役割も十分にはたしているのです。その個々の役割の集合体がたとえば指の先の爪であったり、目であったり、鼻であったりするのですが、その部分の集合体がカラダという一つの全体となったときには、部分部分のいのちとは別次元のいのちとして、そこにしか現れない躍動感が生まれてくるわけですから、この精妙としかいいようのない連携の力、驚くべきネットワークの世界は本当にすごいものだなあと感心させられます。

つまり、わたしたち一人ひとりのいのちの根底は、宇宙の大きないのちのうねりと共振共鳴しているということです。その共振共鳴が一種の感動とともに納得できたとき、「病むこともまた自分の人生の一部である」というように、病いに対する私たちの見方も大きく変わってくるのではないでしょうか。

「生老病死」と死生観

> 最期の時がそろそろだよ、と直感したとき。
> 頼りになる〝目に見えない杖〟をもっていますか?
> 最期の時の過ごし方について考えていますか?
> 死ぬことは悲しいばかりではない。
> そう言い切れる人生でありたい、ですね。

死はいつか必ずやってくる――。

頭ではそうわかっていても、人生の最後の最後に、そのことを心から、迷いもなく納得できるかどうか。はたして自分はどうだろうか?――みなさんはどうお考えでしょう? 本当のところは、その場所にたどり着くまでわからないものなのかもしれません。

ただ、その時を迎えたときに、心の拠りどころになってくれるであろう、〝目に見えない杖〟が胸のうちにあるかどうか。それによって、死を間近にしたときの生き方が変わってくるはず——治療家として長年、多くの方の最後の生き方にも触れてきた私はこのようにも実感しています。

その〝目に見えない杖〟を、何に求めるのか。ある人は家族への思い、ある人は自分が深く信ずる何かへの信頼、というように、〝目に見えない杖〟の拠りどころは人それぞれだと思いますが、すべての人の〝杖〟に共通する拠りどころがあるとしたらそれは、「死生観」というこの一つの言葉に集約されるのではないでしょうか。

生きるとはどういうことか、死ぬとはどういうことか。そのことを突き詰めて簡明な言葉で表したものが死生観です。突き詰めた考えですから、必然的に短い言葉になっていきます。「人生の一切は苦である」と考えた釈迦は、「生老病死」を「四苦」と呼びました。四苦八苦という言葉が今も生きているように、生老病死を苦ととらえた釈迦のいわば死生観は、現代の私たちにも通ずる普遍性があることは確かです。しかし、と私は思います。決してそれだけが死生観のすべてではない。生老病死を苦とするのではなく、むしろ反対に、そのことを感謝としてとらえ、すべてを喜びに変えていく死生観がありうるのではないか、とも思うのです。

本書の主題でもある生老病死のうちの「病い」については、すでにみなさんの中に確かな手応えが生まれているのではないかと思います。病いが引き起こす痛みや苦しさは、ただちに取り除くべき苦であるどころか、カラダを良い状態へ向かわせるために自然治癒力が働いている証なのです。そのことが腑に落ちれば、苦しい思いをしながら、がんばってくれているカラダへ、そして、その力を与えてくれている自然(いのちの仕組み)への感謝の思いは自然に湧いてくるはずです。

ただ、一口に病いといっても一様には語れないことも事実です。養生によってある程度予防できるものもあれば、事故や生まれつきのことが原因でカラダが不自由になってしまう場合もあります。直接の病いではなくても、飢餓や戦争という社会の問題が個人に降りかかってきたときには病いを引き起こすこともあるでしょう。みんながみんな同じ条件の元に生まれているわけではない、というところに割り切れない気持ちが生じてきます。どう考えたらいいのか？――これは大きな問いかけです。答えようとしてもたった一つの答えはないのかもしれませんが、一ついえることはあるだろうと私は思います。それは、自分がそのような環境のもとに（運命のもとにといってもいいかもしれません）生まれたこと、そしていまこうしてあることをすべて肯定的に受け入れる心持ちになれたとしたら、その瞬間に、苦という感情はきっと消えていき、感謝に変わるだろうということです。

古代の宗教はそのことをそれぞれの神話的な物語の中で語ってきた、ともいえるかもしれません。たとえば、輪廻転生という世界観からはその人の魂の過去生が今に影響している、という物語が語られます。仏教でいうカルマ（日本語では業）もその一つですが、カルマは霊的な因果の法則と考えることもできます。過去の体験を引き継ぐ形で、次はこのような生を体験しようと魂が決め選んで生まれてくるのだ、と考えればそれは因果の物語になります。その因果の物語に沿うなら、たとえ、生まれつき不自由があるカラダであっても、あるいは、世間一般的にはひどい親の元に生まれた場合であっても、そこには何か生まれてきた人の魂が選んだ理由があるはずだ。その理由を悟ることがその人が生きていく目的になる、という考え方が生まれてきます。

そうした物語になるほどと頷くか、そんなに都合よくは……と懐疑的になるか。そのあたりは人それぞれの人生観にもよるところですが、少なくとも、カルマからくる病いにせよ、生まれたあとについた傷（トラウマも含めて）からくる病いにせよ、あるいは生活習慣が原因で起きてくる比較的軽い病いにせよ、なぜそのような病いが自分にやってきたのか、その因果の本質に気づいた瞬間から、すべてが感謝に変わり、病いが喜びとして感じられるようになることは確かなことだと思います。

私自身は、自分の魂が今の自分を選んでこの世に生まれてきた、という考え方にとても親しい気持ちを持っています。すでにお話ししたように、いのちそのものは、本来的に生と死に分けることはできないものです。今生の中に次の生があるなら、過去の生の中に今の生の始まりがすでにあったと考えることもごく自然なことです。

今の自分の運命（人生）は自分の魂が選んだこと――この考え方のすばらしいところは、そう納得することで「よし、自分自身でこの苦境を乗り越えていこう」という気持ちが湧いてくることではないでしょうか。

仮に、それまでまったくもって否定的な感情でしか思っていなかった親のことを、「自分のやることなすことをすべて打ち消そうとする、トラウマを与えるような親が自分の親なのだ」と、あるとき気がついたとします。気づいたとしても湧き上がるのは、「でも、なぜそんな親の元に自分がいるのか？」といった疑問です。そこをもう一歩深く自問自答したとき、「そうか、これは自分が選んだことなんだ。こういう親の元で生きる体験をしてみようと決めたのは自分なんだ」と、心底納得することができたとしたら、たとえ苦しく逃げ出したくなるようなときが幾度かあったとしても、真の意味で親元を離れ独立したときには、「ああ、なんてすごい体験ができたんだろう！」という感慨がやってくるのではないでしょうか。その瞬間はそれまでのすべての苦しみが喜びに変わる瞬間でもあると思います。

老いることの苦。現代を代表する悩みの一つかもしれません。しかし、これも考え方一つです。

カラダは若い時ほど身軽にはいかなくなりますが、逆にいえば、動かずじっくりと物事を考え、それまでの数多くの体験を振り返ってその意味を問い直したり、自分の心を静かに内観する時間は老年期ならではのものでしょう。

その結果として得た人生の教訓や、次の世代へ受け渡したい思いを若い人たちへ伝える。この役割は老いてこそ、です。社会にとっても大切な役割ですから、老いることには老いることでしかできないことがある、ということでもあります。どれがすばらしく、どれが意味がないということはなく、すべてに意味があると感じられること、それは宇宙からの贈りものである、いのちの仕組みの意味を正しく理解するということでもあるのです。

死という苦。これは死そのものが苦であるというより、死を怖れる心から苦しみが生まれてくる、ということでしょう。

しかし、お話ししてきたように、宇宙を成り立たせているいのちの仕組みから見れば、生と死はひとつづきのもの、つながっているものです。私たちのカラダとしては有限の時間しか存在できないとしても、肉体は土に還り、生きた魂は次の生へと引き継がれていくものです。

それでもなお、自分が死ぬとなると……と考えてしまうのが私たちの人間らしさでもあると思いますが、死ぬときには、難病の人であれ、そうではない人であれ、ある程度、「そろそろその時が来たな」と察知するものです。それがわかった瞬間に、魂はさーっと人生の回顧をし、それを私たちに見せてくれます。臨死体験をした人などが、走馬灯のように過去の記憶が蘇ったと語ることがありますが、一瞬のうちの回顧ですからそういう感じがあるのだと思います。

穏やかに回顧できない場合もありますが、そういうときは魂が肉体から抜けるときに――情の記憶はすべてエーテル体に入っているといわれます――家族や知人にその情の記憶を感じてもらうことで「これから次の生へ行きますよ、ありがとう」と伝えることになるのです。

自分に、「死という新たな旅立ち」の時が近づいていることを、生きている間に周囲の人たちに知らせ、その見事な最期を目に見える形で周囲の人々へ伝えて去った先人たちの物語はみなさんも聞いたことがあるのではないでしょうか。

インドのヨガの指導者、パラマハンサ・ヨガナンダの最期はよく知られています。ヨガナンダは自身が死ぬ日と決めたその日（一九五二年三月七日）も、病いに臥せるどころか自身のための開かれた晩餐会に元気に出席していたのですが、晩餐会の席でスピーチをしたあと、自分の今世での役割は終わったとして、瞑想後、自らの意志によって他界したと伝えられています。

自分の死期を悟る。そして、その日に向かって心の準備をしていく――こうしたことはヨガナンダに限ったことではなく、程度の差こそあれ誰にでも起きることです。そろそろその日がやってくるけれども、ある人にどうしても会っておきたい。一週間後にこの世を去ろうと思っていたけれども、「その人のために会うためにもう一週間延ばす」と決めたら、もう一週間死期が伸びる。不思議なものですが、事実はそういうものです。

さて、「最期のときがそろそろだよ」という直感がやってきたとします。では、その日に向かうもっとも理想的な過ごし方とはどういうものか？——私はこんなふうに考えています。まずその日に向けて、食べることを控えていく。できるなら食べものはすべて断って、水だけで過ごす。いわば水を取ることは許された断食です。

そうすると、心身ともに清々しい状態になっていくのです。仮に少し認知症がある方だとしても症状が徐々に消えていきます。そして——これは私の経験からいえることですが——そういう心身の状態を迎えた人は必ずといっていいほど、亡くなる二、三日前には、身辺整理をし始めます。本が好きな人は木の整理をしていました。お茶やお花の先生の場合は、全員が着物の整理をしていたと思います。

やがて、いよいよという時がやってきます。亡くなる当日か、前日です。

家族や知り合いを呼んで最後の団欒の時をともに過ごす。一人ひとりに、今までお世話になった御礼をいい、一言ずつ何か遺す言葉を伝えて、これが最後のお別れですよ、と話をするひとときが、今生の別れということになっていきます。

私はこのようにして最期の日々を過ごすことを、「お別れの儀式」と呼んでいます。人が死に臨んでお別れをする、旅立つ人を見送るというのは、最期の瞬間だけではないのです。ある意味、みなさんの今この瞬間からもそれは始まっていることですが、そのことがはっきりと目に見える形で表される時間、それが「お別れの儀式」の日々です。

最期の時に向かって自らの心身の状態を整え、身辺の整理をし、親しい人たちと今生の感謝の言葉を交わして最期の旅立ちへ向かう——このような時の流れを身近な人たちと共有できた方の旅立ちは、本当に穏やかです。

もちろん、中には、このように家族や親しい人たちと最期の会話もできず、突然の死を迎えるという方もいます。名残りを惜しむことのできなかった無念さは残された家族にとって強い感情として残ります。死を受け入れることへのあり方も、旅立つ人と、その死を受け入れて生きなくてはいけない人とでは、異なることは当然です。

しかし、たとえ突然の死のように見える旅立ちであっても、その方の魂は最期の時がやってくることを察知しているといわれています。私もそのことに共感を覚えます。

生と死、生と生はつながっていて途切れることはない——そのことを日々、思い起こすことが、無念の思いを少しずつ溶かしていく力の一つになってくれるのかもしれません。

「私たちが今ここにいて生きている」ということが、宇宙のすべてを成り立たせている、いのちの仕組みからの贈りものだとしたら、生老病死はそのことを教えてくれるかけがえのない出会いの場ともいえます。そう感ずるところに、私たちの行くべき道筋を開く新しい死生観の入り口があるのではないでしょうか。

「いのちの仕組みのおかげで、こうして生きている」と感じ、その一瞬一瞬に感謝の気持ちが湧いてくるような、そんな人生を送りたい——そう、みなさんも思いませんか？

『いのちの仕組み』刊行に寄せて

一般社団法人白川学館代表理事
七沢賢治

現代医療は危機に瀕している。基礎医学における目覚ましい発見があるかと思えば、癌を始めとする難病やインフルエンザに相変わらず手を拱いている状況である。この数十年事態がなぜに一向に改善されないのか、俯瞰しながら考えてみたことがある。つまり、何が医療の進化を限局的なものにしているかについてである。

その答えを明快に引き出してくれたのは、数多の医師や医療関係者とお付き合いがあるなかで、和学や白川神道の伝承にもご協力いただいている石原克己先生その人であった。自ら鍼に「国鍼具神《くにのはりそなえのかみ》」というご神名を付与し、まさに神業ともいえる施術を行われている。

ある時、ふと直感したことがある。石原先生はひょっとして、平安時代に活躍した鍼博士、丹波康頼の生まれ変わりではないか、と。康頼はその時代に『医心方』全三十巻を編集し朝廷に献上したことで知られる。これは、唐代の医書を参考に当時の医学全般の知識を網羅・統合したもので、現存する日本最古の医学書であるといわれる。

現代の医学に足りないものは何かというと、それは個々の症例を研究することにおいての深化にあるのではなく、医の世界の網羅と統合の仕方にあると感じる。つまり、病状の細かな分析は得意であっても、そもそも医療全般の「統合」という概念が希薄だということである。その点において丹波康頼の業績は刮目に値する。

実は、その康頼と同様の試みをされているのが、本書の著者である石原克己先生であるといえる。あらゆる医学データを位相と階層に分けてマトリクスを作り、医療の世界を変えようというのが、背後に秘められた石原先生の狙いであるに違いない。そのマトリクスの対象は、洋の東西を問わず、古の手当て術から現代における最先端の治療法までと幅広い。

これは見方を変えれば、物質文明と精神文明の統合とも取れる。両者の情報を合わせ、それらを階層化すると何が見えてくるのか。それこそが本書のタイトルにもなっている「いのちの仕組み」である。それを可能にしたのは、決して職人芸的なアナログ的手法ではない。医療の現場を知り尽くした石原先生が科学を取り入れ、デジタルを活用したことで初めて明らかになった世界であるといえる。

こうして「いのちの仕組み」が幽と顕、双方の世界を通して立ち現れる時、漸くこの医療の世界にも画期の道が開かれる。「いのち」の様相が明らかになれば、あとはデジタル的に必要な処置を施すだけである。処置に必要なポイントは先ほどのマトリクスから容易に判別がつく。

ここで改めて着目すべきことは、「いのち」というもののデジタル的側面であろう。太陽系惑星の並びが黄金比であることは、この宇宙が次元宇宙コンピュータともいえる壮大な装置で動いていることを意味する。

そこから生まれる「いのち」がそれに従わないはずがない。

余談だが、我々はこの二月に電子神殿なるものを開設し、世界各地にインターネット回線を通じ音と映像を送ることで、同時にデジタル化された高品位の言語情報を発信することに成功している。それにより受信者にある種の意識変革を起こそうというわけである。

現在は未だ実験段階であるが、受信された方々の声から、既に想定通りの結果が出ているようである。いずれ、共同研究の一環として、石原先生の「いのち」のマトリクスもそこから発信してみたいと考えている。

日本神話に登場する機織り機は、今やデジタル装置に姿を変えたといってよい。新たな時代を画期できるかどうかは、このデジタルをいかに活用できるかにかかっているといえるだろう。神話学的に表現すれば、装置は神でもある。人類はもはやデジタル装置なしでは進化できないところまで来ている。

最後に、貴重な研究成果を公開いただいた石原先生に感謝申し上げると共に、本書にご縁のあった読者に、この大宇宙の反映ともいえる「いのち」の栄光が届かんことを、切に願う次第である。

あとがき～源大貴《いのちのしくみ》

医の本質を伝える本をつくりたい。それも医療を受ける立場の方々にこそ役に立つ、未来を拓く新しい医療観が示された本を。その中心となるテーマを一言で表すとしたら何がいいのだろう?――そんなことを編集部のみなさんと相談し始めてから、一年ぐらい経った頃でしょうか。ふっと夢の中から現れるように私の意識の表層に浮き上がってきた言葉、それが、この本の題名とさせてもらった「いのちの仕組み」でした。

その話をいつ、七沢賢治先生にお話ししたのか、今となっては定かではありませんが、そのことが機縁となって先生からある言葉を頂くことになりました。ある言葉というのは、名前です。こうありました――源大貴。雄麗な筆文字です。

話は飛ぶようですが、七沢賢治先生から示唆をいただいた人体の観方――人体の要素を体・情・魂・霊・神という五つの階層を通してみるという人体観が、それまで解決しきれずくすぶっていた私の中の未解決な部分をさーっと洗い流すように整理してくれたことは本書の中でもすでに触れました。

五階層の概念は七沢先生が長く学んでこられた白川伯家神道にあると聞いています。浅学の私にその内容を詳しく語る資格はありませんが、白川伯家神道は、現代でいうところの宗教的なものではなく、古代の天皇家が無理な力を行使せずとも平穏に治世を行うことができるよう、当時の最先端の知をすべて集めた上で、それらを一つの物語となるよう編み上げ、そしてさらには、その物語の凝縮を目に見える、あるいは耳で聞くことができる行法として体系化したものではなかろうか、と私は及ばずながら理解をしています。

あくまで私の理解ですから、的外れはお許しいただくとして、そんなふうに古代の叡智に通じた七沢先生ですから、古代の流儀にのっとったことを時折されます。その一つが、事物に新しい名前をつける、という意味深長な行為です。事物には人も入ります。しかし、その名付けの行為がいつどのようになされるかは、七沢先生にも予見はできないらしく、〝ふと思うは神心〟のごとく、私へ矛先が向けられた雄大な名前も、ある時、〝ふと〟やってきたものであろうかと、忖度したりするわけですが……。

さて、話を戻しますが、先生から頂戴した新しい名前。その雄麗な筆字の流れを眺めているうちに、私の胸のうちにやってきたことがありました。それは「ああ、これはもう、いのちの仕組み、そのものへの名付けだったのか……」という思いでした。もちろん、天衣無縫を地で行く七沢先生ですから、表層からは見えないいくつもの含意があるに違いないのですが、治療家である私は、新しい物事に出会ったときに、これはどういうことか等々、頭で考えをひねる前に、まず、自分のカラダで感じたことを大事にするやり方をとります。鍼の使い方を後輩に教えるときにも、「まず、患者さんのいのちが何を求めているのか、人体場・五階層のどこに根源があるのか、そしてこの鍼が何をしてほしいと言っているか、感じてから施術をしなさい」というやり方をしてきました。自分という我をいったん手放したときに、鍼という道具を虚心坦懐に使える準備ができるのです。

七沢先生から不意に手渡された新しい名前を拝見したこのときも同じです。この雄麗な筆文字が私に何を語りかけているのか、と思ったときに、「嗚呼、そうか」

と納得がいった、ということです。

源大貴――くだいて意味をとるなら、「医の源にある大いなる、貴いもの」です。その意を頭に置いて、試しにこうルビを降ってみたらどうでしょうか。源大貴《いのちのしくみ》。「この大貴に、石原先生の名前の克己から己をとって入れると大己貴になりますからね。ちゃんと神名が入っているんですよ」とも、言われた七沢賢治先生。大己貴はオオナムチ、第2章でも触れたように呪術によって医を施した神とも伝わっていますから、たしかに、この源大貴という名前の膨らみは大変なものです。さらに勝手な読み解きをすれば、「己を超えた（克己）大いなる己のいのちの仕組みを貴ぶ」となります。

しかしながら、考えるほどに、この名を私の〝治療家名〟としていただくのは、あまりに分不相応、身に余る名前でもありますから、これはもちろん褒め言葉などという甘言ではなく、これからますますイバラの王道を精進せよという七沢先生からの叱咤以外にありません。しかし、叱咤こそ、最高の言葉ではないか、とも勝手ながら思います。本書の出発にあたって七沢先生から頂戴したこの祝福の言葉のおかげで、何とか一つ、大きな峠を登りきることができました。

私事を長々と綴ってしまいましたが、伝統医学というのは、生活のすべてを元にして育まれてきた生活の科学でもあります。そこには現代では宗教的な教えや行と呼ばれる物事や文化の中で育まれてきた慣習や生活の知恵も含まれています。古代において培われてきた叡智と現代の私たちがつながることの意義は、これからますます深く認識されていくのではないでしょうか。西洋医学も一つの医学観でしかない——本書の中で何度もお伝えしてきたこの言葉の真の意味を、私たちは太極という「一の世界」において理解するべき時を再び迎えているといっていいのです。

医の世界を一つにすることを目指すときです。

さて、紙幅が尽きる前に本書を支え助けてくださったみなさんに御礼を申し上げなくてはなりません。

七沢賢治先生には恩義過分にして、紋切りの御礼の言葉しか今は浮かびませんが、本当の御礼はこれからの私の精進をもって代えさせていただきたいと思います。

冒頭で記したように、二年以上の年月を、私の勝手な物言いに根気よく付き合ってくださり、本という形にしあげてくれた和器出版編集部のみなさん——舟橋初花さん、松林寛子さん、加藤佳代さん、いまは独立された新谷喜輪子さん、そして社長の佐藤大成さんには本当にお世話になりました。これからもぜひ、医学・医療の本道を伝える本を多くの方へ届けていただきたいと願っています。

本書でお伝えした内容はすべてこれまで私が治療家として関わってきた多くの方々から学んだことがもとになっていますが、中から一人だけ代表させていただく無礼をお許しください。

東明堂小池鍼灸院の小池俊治先生。小池先生には、本書の制作会議では必ず私の隣席という、本人は口には出していいませんがはた迷惑な場所で黒子役の労をとっていただきました。船頭の勝手きままな発言によって制作チームが暗礁に乗り上げないよう、ときには助け舟を出し、ときには船頭と共に進路を取り直すなど、多大の貢献をされていたことは和器出版編集部のみなさんがよくご存知の通りです。これからの新しい伝統医学界をつくりあげていく世代でもありますから、今後ますますの活躍を大いに期待しています。

最後に、私事になりますが、家族へ一言、感謝を述べさせてください。

地元の五井に治療院を開きながらも、講演や指導などの求めに応じて全国各地へ足を延ばすという忙しい私の治療家人生を、ずっと支え続けてきてくれたのは何といっても家族のおかげだと思っています。困っている方の事情に合わせるのが医療の基本ですから、一年に一度の家族旅行を何度すっぽかしてきたことか……感謝の言葉の裏には数え切れないほどの反省の言葉が書かれていますが、しかし、それが私の治療家人生でもあります。ふだんは言えない「ありがとう」という言葉をここに置かせてもらうことで、しばし免罪の時をもらえたらと思います。

本書を手にとってくださったみなさんに、いのちの仕組みの祝福が訪れることを願いながら、本書の締めくくりとさせていただきます。

平成三十一年三月吉日

石原克己

石原克己（Ishihara Katsumi）

1950年、千葉県生まれ。治療家。

東京理科大学薬学部卒業。東洋鍼灸専門学校II部を経て治療家の道へ。鍼灸・漢方などの伝統医療から科学機器を利用した現代医療に至るまで、多彩な療法に習熟。いのちの本質を問う治療家として、医学の枠を超えた場所から、臨床、後進の指導、講演等幅広く活動している。本場中国では使い手がほぼ絶えたといわれる古代の鍼「九鍼」の技を現代に継承する一人でもある。東明堂石原鍼灸院 院長

いのちの仕組み

病むことも生きること。

2019年 3月29日 初版第1刷発行
2019年 6月17日　　第2刷発行

著　者　石原克己
発行者　佐藤大成
発行所　和器出版株式会社
住　所　〒104-0061 東京都中央区銀座1-14-5 銀座ウイングビル5階
電　話　03-5213-4766
ホームページ　http://wakishp.com/
メール　info@wakishp.com

写真協力　緑書房
東京九鍼研究会
たかはしじゅんいち
デザイン　松沢浩治（ダグハウス）
印刷・製本　シナノ書籍印刷株式会社

ISBN コード 978-4-908830-15-0
※定価は裏表紙に表示してあります。